"十三五"国家重点图书出版规划项目

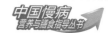

中国慢病
营养与膳食指导丛书

# 高脂血症
## 营养与膳食指导
### Nutrition and Dietary Guidance for Hyperlipemia

总主编：陈　伟（北京协和医院）
总主审：杨月欣（中国营养学会）
　　　　孔灵芝（原卫生部疾病预防控制局）
　　　　李兆萍（美国洛杉矶加州大学 UCLA 医学院）
主　编：郑锦锋（解放军东部战区总医院）

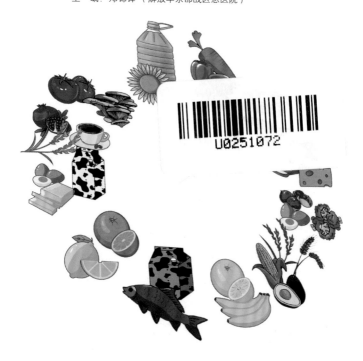

U0251072

CTS | K 湖南科学技术出版社

# 总前言

近年来，随着社会经济发展，我国居民健康状况和营养水平不断提高，但 2019 年发表在顶级医学杂志《柳叶刀》中的《中国居民营养与慢性病状况报告（2016 年）》显示，与膳食营养生活密切相关的慢性疾病对我国居民健康的威胁日益凸显，特别是以心脑血管疾病、癌症、慢性呼吸系统疾病、糖尿病等为代表的慢性病，其导致的死亡人数已经占到了总死亡人数的 88%，由此导致的疾病负担占总疾病负担的 70% 以上，且疾病日益显现出低龄化趋势，严重影响到我国居民的生活质量和身体健康。

2019 年，国家出台《健康中国行动（2019—2030 年）》，围绕疾病预防和健康促进两大核心，提出开展 15 个重大专项行动，包括：健康知识普及、合理膳食、全民健身、控烟、心理健康促进等。

目标是到 2030 年，全民健康素养水平大幅提升，健康生活方式基本普及，居民主要健康影响因素得到有效控制，因重大慢性病导致的过早死亡率明显降低，人均健康预期寿命得到较大提高等。居民营养与慢性疾病状况是反映一个国家经济社会发展、卫生保健水平和人口健康素质的重要指标，关系到国家长期可持续发展的战略，也影响到国家的国际竞争力。

健康中国，营养先行！随着医学研究的不断深入，传统以医药治病为主的医疗模式正在向预防疾病及并发症发生的社会模式转变。科学证明，通过个体化健康饮食结合积极的体育锻炼、有效的心理调节、以及家庭支持等，能够有效应对疾病的威胁，阻断疾病高危因素，从而减少疾病发生，逆转部分慢性疾病。这种新型医疗模式在心脏病、糖尿病、肥胖以及众多慢性病的治疗与预防中已经取得了突出效果，响应了健康中国"每个人都是自己的第一健康责任人"的号召，并使家庭、国家在卫生经济中获益。

为了响应全民不断增长的健康需求，减少或预防慢性病的发生，全国多位权威营养专家共同编写了《中国慢性疾病营养与膳食指导》系列图书。图书涵盖了与营养关系密切并需要特别膳食指导的疾病，并分别对这些疾病给予了详细的营养与膳食指导。本系列图书共 8 本，包括：《胃肠疾病营养与膳食指导》《肾脏病营养与膳食指导》《糖尿病营养与膳食指导》《高血压营养与膳食指导》《高脂血症营养与膳食指导》《肿瘤营养与膳食指导》《骨质疏松症营养与膳食指导》《肥胖症营养与膳食指导》。针对不同慢性疾病，图书结合了营养领域的新理念、新技术、新成果，旨在帮助居民合理选择食物，更好地适应身体机能的改变，努力做到合理营养、均衡膳食，减少和延缓营养相关疾病的发生和发展，倡导科学健康的生活方式，助力提升中国人民健康水平。

健康中国目标的实现，需要每一位中国人的努力，我们应当提升自我的健康素养，塑造健康文明的生活方式：合理膳食、科学运动、戒烟戒酒、心理平衡……改掉不良生活方式，通过科学的运动和合理的营养，将健康、文明融入日常生活的点点滴滴，从而减少慢性疾病的发生并脱离疾病的困扰，全面提高身体素质和提升生活品质。

愿我们每个人都重视营养、让营养伴随我们健康长寿!

本系列图书得到了很多专家、学者的帮助和支持，在此向所有参与人员表示衷心的感谢。

中国医疗保健国际交流促进会营养与代谢管理分会

《中国慢性疾病营养与膳食指导》专家委员会

北京协和医院

陈伟 教授

2020 年 4 月

# 前　言

2015 年年初国家卫生健康委员会发布的《中国居民营养与慢性病调查报告》显示，中国 2012 年 18 岁及以上成人血脂异常患病率高达 40.40%，相比 2002 年的患病率水平出现大幅度增加，其中高胆固醇血症患病率为 4.9%，高三酰甘油血症的患病率为 13.1%，低高密度脂蛋白胆固醇血症的患病率为 33.9%。同时民众对血脂异常的知晓率、治疗率和控制率都比较低。

高血脂被称为"隐形杀手"，它对身体的损害常不易被觉察，自觉症状不明显，呈隐匿、逐渐、进行性和全身性的特点，加速全身动脉粥样硬化，是诱发心血管疾病的危险因素。如果血脂高了，依然不去关注重视，就会出现严重的并发症，发生血管堵塞、心肌梗死、脑梗死，甚至死亡，后果十分可怕。

　　血脂异常与众多因素有关，其中饮食和生活方式是影响的因素之一，合理控制饮食对预防和治疗高脂血症的发生发展都起着重要作用。当前随着居民生活水平的提高，饮食摄入不合理，过度追求口味、美食的感官享受，不注重机体营养的需求，往往进食了高热量、高脂肪、高糖的食物，极易诱发肥胖、高脂血症。在大众人群中一些人想吃啥就吃啥，在进食时毫无顾忌，即使已经发现有血脂异常；另外有些病人则是走向反面，一旦发现血脂异常变得草木皆兵，什么都不敢吃了，尤其是动物性食物，天天吃素，饮食单调乏味，其实这两种情况都是不合适的，对健康无益。那么怎样的饮食是有效合理的呢？如何通过合理饮食来预防和治疗血脂异常？本书针对高脂血症病人，以科普图文的方式介绍高脂血症常识、营养素的需求和对血脂的影响、各类食物的特点和如何选择利于控制血脂、如何烹饪有益于降脂的膳食。参与本书编写者都是工作在临床营养一线的营养医师和营养师，具有丰富的医学营养治疗经验。相信通过阅读并合理控制膳食对高脂血症的预防和治疗定会受益终身。

编　者

# 目　录

## 第 3 章　降血脂食物

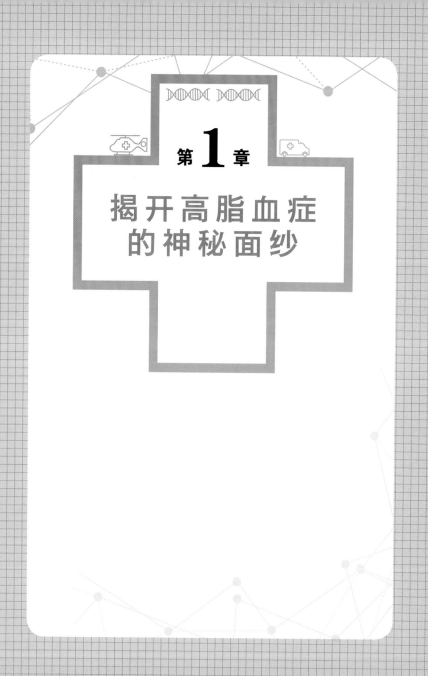

第**1**章

# 揭开高脂血症
# 的神秘面纱

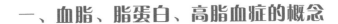

# 一、血脂、脂蛋白、高脂血症的概念

## 1. 什么是血脂？

血脂是血清中的胆固醇、三酰甘油和类脂（如磷脂）等的总称。与临床密切相关的血脂主要是胆固醇和三酰甘油。胆固醇水平高者易导致心脏病、脑卒中和其他健康问题的发生。

| | |
|---|---|
| 三酰甘油 | 机体活动能量的来源<br>储存能量<br>维持体温 |
| 游离脂肪酸 | 由三酰甘油分解的物质，可作为能量 |
| 胆固醇 | 构成细胞膜的成分<br>构成激素的原料<br>构成胆汁酸的原料 |
| 磷脂 | 构成细胞膜 |

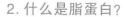

### 2. 什么是脂蛋白?

血脂不溶于水,必须与特殊的蛋白质即载脂蛋白结合形成脂蛋白才能溶于血液,被运输至组织进行代谢(表1-1)。脂蛋白分为乳糜微粒(CM)、极低密度脂蛋白(VLDL)、低密度脂蛋白(LDL)和高密度脂蛋白(HDL)。

(1)乳糜微粒:是一种食物来源的脂肪颗粒,主要含外源性三酰甘油,约占90%,颗粒最大,密度最低,乳糜微粒的生物半衰期甚短,正常人空腹12小时后,血浆中乳糜微粒已完全被清除。由于乳糜微粒颗粒大,不能进入动脉壁内,一般不致动脉粥样硬化,但易诱发胰腺炎。

(2)极低密度脂蛋白:主要由肝脏合成,其中内源性三酰甘油约占60%,颗粒较乳糜微粒小,而密度则比乳糜微粒略高。极低密度脂蛋白不易透过动脉内膜,因此,不具致动脉粥样硬化的作用,但血浆极低密度脂蛋白水平升高是冠心病的危险因子。

(3)低密度脂蛋白:是极低密度脂蛋白的降解产物,其颗粒较极低密度脂蛋白小,而密度则比它高。低密度脂蛋白能很快穿过动脉内膜层,尤其是经过氧化或其他化学修饰后的低密度脂蛋白，具有更强的致动脉粥样硬化作用。

（4）高密度脂蛋白：主要由肝脏和肠壁合成，其颗粒最小而密度最高，主要含蛋白质，它能将动脉壁等组织的胆固醇运转到肝脏进行代谢，有清除胆固醇的作用，因此，具有抗动脉粥样硬化作用，是冠心病的保护因子，又有"血管清道夫"之称。

表 1-1　血浆脂蛋白组成来源和特性

| 种类 | CM | VLDL | LDL | HDL |
|---|---|---|---|---|
| 合成部位 | 小肠 | 肝脏、小肠 | 肝脏 | 肝脏、小肠 |
| 功能 | 转运外源性三酰甘油及胆固醇 | 转运内源性三酰甘油及胆固醇 | 转运内源性胆固醇 | 逆向转运胆固醇 |
| 致动脉硬化作用 | 0 | + | ++++ | |
| 血浆脂蛋白组成（%） | | | | |
| 三酰甘油 | 80～95 | 50～70 | 10 | 5 |
| 胆固醇 | 5 | 10 | 50 | 20 |
| 磷脂 | 5～7 | 15 | 20 | 25 |
| 蛋白质 | 2 | 10 | 25 | 50 |

3. 什么是"好"胆固醇和"坏"胆固醇？

胆固醇在血液中的流动是通过"载体"脂蛋白来完成的。通过化学反应黏接到低密度蛋白上的胆固醇称为低密度脂蛋白胆固醇，而黏接到高密度脂蛋白上的胆固醇为高密度脂蛋白胆固醇。通俗地说，高密度脂蛋白胆固醇是"好胆固醇"，而低密度脂蛋白胆固醇就是"坏胆固醇"了。低密度脂蛋白胆固醇越高，患冠心病的概率就越大，在标准范围内高密度脂蛋白水平比较高的话，患心脏病的风险就会降低，它是脂质的清道夫，对人体起到保护作用。低密度脂蛋白是将胆固醇带进身体组织的主要"载体"，而高密度脂蛋白则是将胆固醇从身体组织中"带"出去。

（1）"好"胆固醇——高密度脂蛋白胆固醇（HDL-C）：它扮演"清道夫"角色，当高密度脂蛋白胆固醇水平比较高时，那就意味着更多的高密度脂蛋白正在将胆固醇从动脉壁带到肝脏中，肝脏随后将这些胆固醇分子分解掉，最后将它们排出体外，这样动脉硬化也就不容易恶化了，达到抗血管硬化的目的；它还能维护血管内皮细胞功能及保护血管免于血栓的形成。高密度脂蛋白胆固醇主要是由肝脏合成。高密度脂蛋白胆固醇降低见于以下疾病：脑血管粥样硬化，冠心病，急、慢性肝病，心肌梗死、外科手术、损伤等应激反应，糖尿病，甲状腺功能亢进症或甲状腺功能减低症，慢性贫血。

（2）"坏"胆固醇——低密度脂蛋白胆固醇（LDL-C）：它负责把胆固醇由肝脏运输到斑块内。LDL-C水平升高，可深入动脉内皮，损伤血管，使血管壁上形成脂质斑块（即动脉粥样硬化），斑块逐渐增大，导致血管狭窄，从而引发冠心病和脑卒中等心脑血管疾病。更危险的是，有些斑块就像"不定时炸弹"，一旦破裂就会引起血栓栓塞，堵塞血管，导致急性心肌梗死或脑梗死，短时间内就可夺人性命。临床上85%以上的急性心肌梗死由此引起。通常都是低密度脂蛋白胆固醇升高在先，冠心病患病在后。大量研究显示，低密度脂蛋白水平低的人群，冠心病发生率也低；低密度脂蛋白水平高者，冠心病发生率也高。低密度脂蛋白胆固醇并不是越低越好。低密度脂蛋白太低会影响血红蛋白携氧的能力，使细胞缺氧，反而会引起贫血或加重心脏负担。低密度脂蛋白胆固醇降低主要见于甲状腺功能亢进症、严重贫血、吸收不良综合征、营养不良、门静脉肝硬化等。

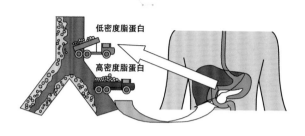

【温馨小贴士】

导致动脉粥样硬化有多种原因，其中血脂异常是重要因素之一，包括三酰甘油升高、低密度脂蛋白增高和高密度脂蛋白降低等多项血脂生化的变化。这3种血脂异常共同存在，也是糖尿病和代谢综合征发生血脂异常的特征之一。这3项指标中，危害性大小依次为低密度脂蛋白升高、高密度脂蛋白降低、三酰甘油增高。

### 4. 什么是载脂蛋白？

（1）载脂蛋白是位于脂蛋白表面的蛋白质，它如同汽车、火车、船舶等运输工具，负责把不同的脂蛋白运输到身体的各个部位。

（2）不同的载脂蛋白以多种形式和不同的比例存在于各类脂蛋白中。各种脂蛋白因其所含的载脂蛋白的种类不同，而具有不同的功能和不同的代谢途径。

（3）载脂蛋白是脂蛋白外壳的结构成分，能将各种脂质成分（胆固醇、三酰甘油和磷脂）结合在一起形成一个整体，与脂蛋白外生物信息相联系，从而不停地把食物或体内合成的各种"货物"（脂质）通过血液运输到身体各个组织。

（4）现已发现的载脂蛋白有近20种之多。其中最主要的有 ApoA1、ApoAN、ApoB48、ApoB100、ApoC1、ApoCI、ApoCII、ApoD、ApoE。

### 5. 什么是高脂血症？

通常指血清中胆固醇和／或三酰甘油水平升高。高脂血症的诊断标准见表1-2。

表1-2　人群血脂水平的分层标准

mmol/L（mg/dL）

| 分层 | 总胆固醇 | 低密度脂蛋白-C | 高密度脂蛋白-C | 三酰甘油 |
|---|---|---|---|---|
| 理想水平 | | <2.6（100） | | |
| 合适水平 | <5.2（200） | <3.4（130） | | <1.7（150） |
| 边缘升高 | ≥5.2（200）且<6.2（240） | ≥3.4（130）且<4.1（160） | | ≥1.7（150）且<2.3（200） |
| 升高 | ≥6.2（240） | ≥4.1（160） | | ≥2.3（200） |
| 降低 | | | <1.0（40） | |

（1）常用单位（mg/dL）和国际单位（mmol/L）的换算：mmol/L 读作毫摩尔每升，是目前国际通用的表达单位。mg/dL 读作毫克每分升，是多年沿用的单位。换算方式有两种：

1）胆固醇（即总胆固醇、低密度脂蛋白-C、高密度脂蛋白-C）适用：mmol/L 的数值 ×39，即为 mg/dL 的值。举例：5.2 mmol/L，即 $5.2 \times 39 \approx 200$ mg/dL。

2）三酰甘油适用：mmol/L 的数值 ×88 即为 mg/dL 的值。举例：1.7 mmol/L，即 $1.7 \times 88 \approx 150$ mg/dL。

（2）高脂血症的危害：在血脂各项参数中，最需要重视的是低密度脂蛋白-C，该指标越高，发生心脑血管疾病的危险就越大，其危害最大。

升高的三酰甘油水平与心血管风险（尤其是冠状动脉风险）独立相关。此外，三酰甘油 ≥ 5.6 mmol/L 时会增加急性胰腺炎的风险。

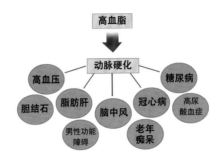

# 二、高脂血症的分类

**1. 根据血脂蛋白分型有哪几类？**

（1）Ⅰ型高脂蛋白血症：由于血浆中乳糜微粒浓度增加所致。将血浆置于4℃过夜，见血浆外观顶层呈"奶油样"，下层澄清。测定血脂主要为三酰甘油升高，胆固醇水平正常或轻度增加，此型在临床上较为罕见。

（2）Ⅱa型高脂蛋白血症：血浆中LDL水平单纯性增加。血浆外观澄清或轻浑。测定血脂只有单纯性胆固醇水平升高，而三酰甘油水平则正常，此型临床常见。

（3）Ⅱb型高脂蛋白血症：血浆极低密度脂蛋白和低密度脂蛋白水平增加，血浆外观澄清或轻评，测定血脂见胆固醇和三酰甘油均增加，此型临床相当常见。

（4）Ⅲ型高脂蛋白血症：又称异常 β - 脂蛋白血症，主要是由于血浆中乳糜微粒残粒和极低密度脂蛋白残粒水平增加，其血浆外观浑浊，常可见一模糊的"奶油样"顶层。血浆中胆固醇和三酰甘油浓度均明显升高，大致相当。此型高脂蛋白血症在临床上很少见。

（5）Ⅳ型高脂蛋白血症：血浆极低密度脂蛋白增加，血浆外观可以澄清也可浑浊，主要视血浆三酰甘油水平升高的程度而定，一般无"奶油样"顶层，血浆三酰甘油明显升高，胆固醇水平可正常或偏高。

（6）Ⅴ型高脂蛋白血症：血浆中乳糜微粒和极低密度脂蛋白水平均升高，血浆外观有"奶油样"顶层，下层浑浊，血浆三酰甘油和胆固醇均升高，以三酰甘油升高为主。

2. 根据血脂结果分型有哪几类？

根据血清总胆固醇、三酰甘油和高密度脂蛋白胆固醇的测定结果，高脂血症在临床上主要分为 3 种。

表 1-3　高脂血症的临床分类

| 分类 | 总胆固醇 | 三酰甘油 | 高密度脂蛋白 -C | 相当于 WHO 表型 |
|---|---|---|---|---|
| 高胆固醇血症 | 增高 | | | Ⅱa |
| 高三酰甘油血症 | | 增高 | | ⅣⅠ |
| 混合型高脂血症 | 增高 | 增高 | | Ⅱb ⅢⅣⅤ |
| 低高密度脂蛋白 -C 血症 | | | 降低 | |

### 3. 按照病因学分型有哪几类？

（1）原发性高脂血症：排除了其他全身性疾病所致的继发性高脂血症后，所有的血脂升高统称为原发性高脂血症，这种类型比较少见。部分是由于先天性基因缺陷所致，也有部分的病因不清楚。

（2）继发性高脂血症：是指由系统性疾病或服用某些药物所导致的病理性脂肪代谢异常症，包括甲状腺功能减退症、糖尿病、肾病综合征、肾衰竭、肝脏疾病、系统性红斑狼疮、糖原贮积症、骨髓瘤、脂肪萎缩症、急性卟啉病，饮酒，长期使用利尿药、β 受体阻滞药、糖皮质激素、口服避孕药等。

# 三、血脂检测的意义

读懂血脂检测报告，学会了解血脂检查各项指标的意义。没有箭头的报告可不是万事大吉哦。已患有冠心病、高血压、糖尿病等疾病，或者已经发生过心肌梗死或脑卒中的病人血脂检查更有参考意义。

1. 血脂检测有哪些临床意义？

临床上常用的血脂生化检查项目包括：胆固醇、三酰甘油、高密度脂蛋白胆固醇、低密度脂蛋白胆固醇、脂蛋白 α、载脂蛋白 A1、载脂蛋白 B。

（1）胆固醇（TC）：

合适水平：≤ 5.2 mmol/L

临界范围：5.2~5.7 mmol/L

升高：≥ 5.7 mmol/L

TC 升高的临床意义：TC 升高容易引起冠心病、心肌梗死、脑卒中（中风）等。生理因素引起升高包括高脂饮食、吸烟、饮酒、紧张、血液浓缩。妊娠末 3 个月时可能明显升高，产后可恢复。

疾病导致 TC 升高包括各种高脂蛋白血症、梗阻性黄疸、肾病综合征、甲状腺功能减退症、慢性肾衰竭、糖尿病等。

TC 降低的临床意义：生理因素引起降低包括女性月经期、营养不良；疾病导致 TC 降低包括脂蛋白缺陷状态、肝硬化、恶性肿瘤、营养吸收不良、巨幼细胞性贫血等。

（2）三酰甘油（TG）：

合适水平：<1.7 mmol/L

临界范围：1.7~2.3 mmol/L

升高：2.3~5.6 mmol/L

极高：≥ 5.6 mmol/L

TG 升高的临床意义：三酰甘油升高也是冠心病的一个危险因素，应引起高度重视。常见于各种高脂蛋白血症、糖尿病、痛风、梗阻性黄疸、甲状腺功能减退症、胰腺炎等疾病。

TG 降低的临床意义：常见于低脂蛋白血症、营养不良、甲状腺功能亢进症、运动过量等。

（3）高密度脂蛋白胆固醇（HDL-C）：

合适水平：≥ 1.04 mmol/L

减低：≤ 0.91 mmol/L

临床意义：HDL-C 被认为是"好胆固醇"，因为它能将蓄积在组织中的游离胆固醇运送到肝脏，降低组织中胆固醇的沉积，起到抗动脉粥样硬化作用。所以 HDL-C 水平低的个体患冠心病的危险性增加，其水平高者患冠心病的可能性小。

（4）低密度脂蛋白胆固醇（LDL-C）：

合适水平：≤ 3.1 mmol/L

边缘升高：3.1~3.6 mmol/L

升高：≥ 3.6 mmol/L

LDL-C 升高的临床意义：LDL-C 升高是发生动脉粥样硬化的危险因素之一，可用于判断是否存在患冠心病的危险性，也是血脂异常防治的首要指标。常见于遗传性高脂蛋白血症、甲状腺功能减退症、肾病综合征、梗阻性黄疸、慢性肾衰竭、库欣综合征等。

LDL-C 降低的临床意义：常见于 β - 脂蛋白血症、甲状腺功能亢进症、消化吸收不良、肝硬化、恶性肿瘤等。

（5）脂蛋白 α [Lp α]：

参考值：10~140 mmol/L。

脂蛋白（α）升高的临床意义：增加动脉粥

样硬化和动脉血栓形成的危险性。

（6）载脂蛋白 A1（ApoA1）：

参考值：1.20~1.60 g/L。

临床意义：一般情况下，载脂蛋白 A1 与 HDL-C 呈明显正相关，因此它可代表 HDL 水平，载脂蛋白 A1 水平降低的人群增加冠心病的危险性。

（7）载脂蛋白 B（ApoB）：

参考值：0.80~1.20 g/L。

临床意义：载脂蛋白 B 与 LDL-C 成显著正相关，可代表 LDL 水平，载脂蛋白 B 升高是冠心病的危险因素，降低载脂蛋白 B 可以减少冠心病发病。

**2. 血脂检查的重点对象有哪些？**

（1）有动脉粥样硬化性心脏病病史者。

（2）存在多项动脉粥样硬化性心脏病危险因素（如高血压、糖尿病、肥胖、吸烟）的人群。

（3）有早发性心血管病家族史者（指男性一级直系亲属在 55 岁前或女性一级直系亲属在 65 岁前患缺血性心血管病），或有家族性高脂血症病人。

（4）皮肤或肌腱黄色瘤及跟腱增厚者。

（5）对于三酰甘油水平超过 5.6 mmol/L、其他方面表现健康且无提示为获得性疾病（如不肥胖、无糖尿病、无甲状腺功能减退症）的病人，建议通过测定空腹三酰甘油水平对其一级亲属进行筛查。

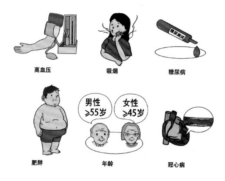

高血压　　　　吸烟　　　　糖尿病

肥胖　　　　年龄　　　　冠心病

男性 ≥55岁　女性 ≥45岁

# 四、高脂血症的易患因素

### 1. 哪些人群易患高脂血症？

（1）有高脂血症家族史者。

（2）体型肥胖者。

（3）中老年人。

（4）进食无规律，暴饮暴食，比较爱吃甜食，常吃一些脂肪和胆固醇较高的食物，摄入的能量过多超过身体需求的人群。

（5）绝经后妇女。

（6）长期吸烟、酗酒者。

（7）习惯于静坐者。

（8）生活无规律，情绪易激动、精神处于紧张状态者。

（9）肝肾疾病、糖尿病、高血压等疾病者。

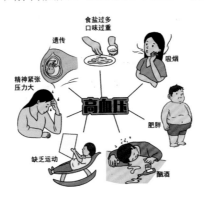

（10）服用特殊药物的人群如类固醇、避孕药。

2. 偏瘦不会得高脂血症吗？

高脂血症分为原发性和继发性，原发性高脂血症与环境及遗传相关，往往与肥胖相关，而继发性高脂血症则继发于如糖尿病、高血压、肾病综合征、甲状腺功能减退症、肝病、胰腺炎等其他疾病，与肥胖并不一定密切相关，因此，体型瘦的人并不能一定避免高脂血症的发生。

# 五、早期发现高脂血症

在通常情况下，高脂血症的人无特异性症状和体征。多表现为头晕、神疲乏力、失眠健忘、肢体麻木、胸闷、心悸等。长期高脂血症会导致脂肪肝、肝功能损坏，较重时会出现头晕目眩、头痛、胸闷、气短、心慌、胸痛、乏力、肢体麻木等，最终会导致冠心病、脑中风等严重疾病。仅有很少一部分有高脂血症的人可以见到皮肤黄色瘤。高脂血症的诊断主要通过血液生化检验。

## 1. 高脂血症的症状有哪些？

要明确诊断高脂血症，需要通过血液生化的检查，那么，如果身体存在血脂异常升高时会有什么症状吗？身体会有什么特殊的"信号"吗？身体如能感知到这些变化，就可以提前引起人们的重视。实际上，血脂异常升高时，机体确实会出现一些症状的变化，虽然这些症状的变化不具有特异性，但多了解这些"信号"有助于加强预防和及时明确诊断，避免延误病情。血脂升高时常见的症状有：

（1）体型的变化：肥胖的人不仅体内脂肪组织增加，而且血液中脂质也明显增加，尤其是三酰甘油、游离脂肪酸和胆固醇水平往往增高。因此，肥胖是血脂升高的最常见"信号"。

（2）头部症状：头晕、头痛、视力下降或失明，这些都是高脂血症的一些信号。

（3）神经症状：失眠、胸闷气短、记忆力下降、注意力不集中、健忘、容易疲劳等。

（4）皮肤症状：一些人在眼睑周围、胳膊肘、大腿、脚后跟皮肤上出现黄色的疣，称为黄色素斑，这是血脂浓度异常增高引起脂质异位沉积造成的。

（5）四肢症状：肢体麻木、有沉重感、腿部肌肉抽筋并经常感到刺痛。

（6）由于高血脂可以引起脂肪肝，从而导致肝大，会出现肝脏疾病或肝功能的变化，到一定程度也会出现食欲不振等。体检时可以发现肝脏增大，还可以出现氨基转移酶升高。

（7）患有家族性高胆固醇血症的人：常在肘、膝、踝、手指关节的伸面皮肤发生脂质异位沉积。跟腱是脂质沉积好发部位，严重的脂质浸润可使跟腱强度明显下降，轻度创伤即可引起撕裂。有时自发性跟腱断裂是家族性高胆固醇血症的初发症状。

**2. 定期体检是诊断高脂血症的唯一可靠方法吗？**

体检可以明确诊断是否患有高脂血症，建议：

（1）20~40岁成年人至少每5年检测1次血脂（包括总胆固醇、低密度脂蛋白、高密度脂蛋白和三酰甘油）。

（2）40岁以上男性和绝经期后女性每年检测血脂。

（3）动脉粥样硬化性心脏病病人及其高危人群，应每3~6个月检测1次血脂。

（4）因动脉粥样硬化性心脏病住院病人，应在入院时或入院24小时内检测血脂。

# 六、高脂血症引发的"健康血案"

高血脂是心脑血管健康的"慢性杀手"。高脂血症如果长期得不到控制，最容易引发各类疾病。

血脂异常与哪些疾病密切相关？

（1）血脂异常与冠心病：血脂异常是冠心病的危险因素之一。如果血脂过高，在血管壁上沉淀过多脂肪，逐渐形成小"斑块"，这些"斑块"增多、增大（即动脉粥样硬化），逐渐堵塞血管，使血流受阻。冠状动脉是专门给心脏供血的动脉，如果冠状动脉粥样硬化，会引起心脏缺血、缺氧，发生心绞痛、心肌梗死等一系列症状，即冠心病。

（2）血脂异常与中风：血脂异常，使血液变得黏稠、血管硬化、血栓形成，容易使脑血管发生阻塞，导致中风。

（3）血脂异常与糖尿病：高脂血症病人常合并有糖尿病，部分糖尿病病人在诊断糖尿病前已存在血脂升高，因此，高血脂与糖尿病常常同时存在，高血脂和高血糖都是动脉硬化发生的危险因素。

（4）血脂异常与脂肪肝：正常肝脏内脂肪占肝重量的 2%~4%，当各种原因引起肝脏内蓄积过多的脂肪，超过肝脏重量的 5%，就称为脂肪肝。肝内蓄积过量脂肪主要是三酰甘油和胆固醇。因此，血脂异常和脂肪肝的关系密切。

（5）血脂异常与肾脏病：肾病综合征病人因为大量蛋白从尿中流失，存在低蛋白血症，使肝脏合成脂蛋白增加，同时脂蛋白分解和外周利用减少，而出现血脂代谢紊乱。血脂异常增高会加重对肾

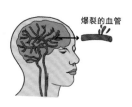

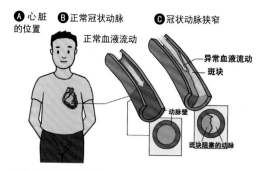

A 图（显示心脏的位置）

B 图（显示有正常血流的冠状动脉，插图显示的是正常冠状动脉的横截面）

C 图（显示有斑块的狭窄的冠状动脉。斑块的逐渐增大可以降低冠状动脉富含氧气的血流量。插图显示有斑块的陕窄冠脉动脉的横截面）

023

脏的损害：过多的血脂在肾脏中沉积，加速肾脏的损伤；易致肾动脉粥样硬化、狭窄，影响肾脏的血液供应；血脂增高使血液处于高凝状态，易形成血栓，引起肾动脉栓塞。

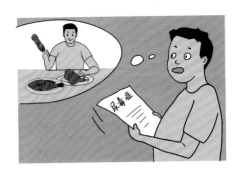

为了预防上述疾病的出现，降脂治疗不可忽视。

# 七、应对高脂血症的治疗手段

临床上可供选用的调脂药物有许多种类。

（1）他汀类：是临床上最重要的、应用最广的降脂药，包括洛伐他汀、辛伐他汀、普伐他汀、氟伐他汀、阿托伐他汀、瑞舒伐他汀。

（2）贝特类：非诺贝特、苯扎贝特。

（3）烟酸类：烟酸、阿昔莫司等。

（4）胆酸螯合剂（树脂类）：消胆胺、降胆宁。

另外，还有依折麦布（肠道胆固醇吸收抑制剂）、普罗布考、n-3 脂肪酸制剂等。

非药物性降脂治疗包括生活方式干预、血浆净化、外科手术和基因治疗等。其中生活方式干预是高脂血症治疗的基础，是一种最佳成本／效益比和风险／获益比的治疗措施。其中饮食治疗作为最重要的干预措施，已被普遍采用。血浆净化和外科手术治疗则是药物性降脂治疗的补充，应用并不广泛。基因治疗仅适用于极少数严重的高脂血症。

# 八、高脂血症的生活方式干预原则

生活方式干预应作为治疗高脂血症的基础。

## 1. 控制体重

（1）体重指数（BMI）保持正常（21.5~23.9 kg/m$^2$）。体重指数（BMI）≥ 24 kg/m$^2$ 为超重，BMI ≥ 28 kg/m$^2$ 为肥胖。

（2）超重或肥胖的病人 1 年内使体重降低至少 10% 以上。体重降低 5% ~ 10%，三酰甘油可降低 20% 左右。

2. 合理饮食

（1）控制饮食总能量。

（2）推荐每日的总脂肪供能 <35%，饱和脂肪酸供能 <10%，单不饱和脂肪酸供能 >10%。

（3）膳食纤维摄入量 >40 g/d[ 或 ［20 g/（1000 kcal·d）］。

（4）强调蔬菜、水果和全谷类摄入的饮食模式，包括低脂乳制品、家禽、鱼、豆类、非热带菜籽油和坚果。

（5）限制甜食，含蔗糖饮料和红肉的摄入。

3. 限制饮酒

（1）酗酒是导致三酰甘油升高的常见原因，三酰甘油重度升高者应立即戒酒。

（2）无饮酒习惯者不建议饮酒。

（3）有饮酒习惯者应将每日酒精摄入量 <30 g（男性），<20g（女性）[酒精摄入量（g）= 饮酒量（mL）× 酒精度数（%）×0.8]。

**4. 适量运动**

（1）规律性的体力运动有助于减轻体重，还可直接降低三酰甘油。

（2）建议每日进行至少30分钟的中等强度有氧运动，每周至少5次，包括快走、骑车、登楼梯等运动方式。超重/肥胖者应进一步增加运动量。

**5. 戒烟**

戒烟可以显著降低病人心血管疾病的整体风险性，因此应积极鼓励并督导病人戒烟。

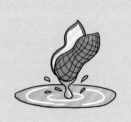

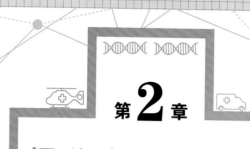

# 第2章

## 揭秘有助于控制血脂的营养素

# 一、营养小课堂——人体必需的营养素

### 1. 什么是营养素？

营养素是指食物中为机体提供能量，参与构成组织器官、组织修复以及调节生理功能的化学物质。日常饮食中膳食的搭配是否科学合理，直接影响到人体摄入的营养素的数量与质量。

### 2. 你知道营养素的作用吗？

食物中的各类营养素的作用各不相同。在满足人体生长发育和新陈代谢，维持、调节机体正常的生理功能，以及促进健康和预防疾病等诸多方面发挥着至关重要的作用。

### 3. 你认识营养素家族的超级明星们吗？

营养素是个超级家族，目前已知的营养素有六大类四十多种。在营养素这个大家庭中，每位成员都各司其职，发挥着不可替代的重要作用，共同为人体的健康保驾护航。

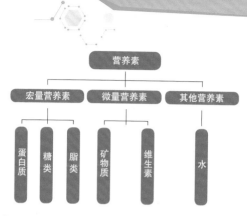

营养素家族的食物来源见图：

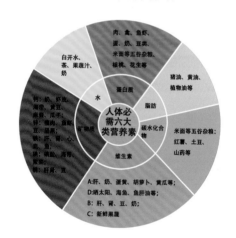

# 二、糖类

## 1. 糖类是什么？

糖类，又称碳水化合物，是生命细胞结构的

主要成分及主要功能物质，并且有调节细胞活动的重要功能。它分为单糖、二糖、低聚糖、多糖四类。平时摄入的糖类主要是多糖，在米、面等主食中含量较高。

2. 糖类有什么作用？

（1）提供和储存能量。

（2）构成组织结构和生理活性物质。

（3）血糖调节作用。

（4）节约蛋白质和抗生酮作用。

（5）预防慢性病：降血糖和血胆固醇、调节肠道菌群。

3. 糖类中升血脂的"小捣蛋"：单双糖

糖类中的单双糖，如蔗糖、果糖等，摄入过多会引起血浆"坏胆固醇"水平升高、降低"好胆固醇"，并容易使血三酰甘油含量增高，它们是主食中的升血脂的"小捣蛋"。

在冠心病病人中由糖引起的高脂血症最为多见，而且当蛋白质缺乏时，过量摄入的糖极易在肝脏中转化为三酰甘油并堆积起来，从而形成脂肪肝。

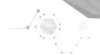

### 4. 糖类中的降血脂"小帮手"：多糖

多糖中的膳食纤维有调节血脂的作用，可降低血清胆固醇和低密度脂蛋白水平。可溶性膳食纤维比不溶性膳食纤维的作用更强，前者主要存在于大麦、燕麦、豆类、香菇、木耳、水果中。此外，膳食纤维能增加粪便体积和肠蠕动，促进胆固醇从食物中排除，起到降血脂的作用。在热量相同的情况下，多糖进入血液的速度更慢，对血糖的升高作用不明显，这样一来，也大大降低了引发体内血脂升高的危险。

### 【温馨小贴士】

膳食纤维虽好，但大量食用膳食纤维会引起大便量及次数增多，排气、腹胀等不良胃肠道反应，因此高脂血症病人适当增加即可，《中国成人血脂异常防治指南》建议高脂血症病人每日饮食应包含 25 ～ 40 g 膳食纤维（其中 7 ～ 13 g 为水溶性膳食纤维）。

# 三、蛋白质，人体必需的"建筑材料"

## 1. 营养界的"白富美"优质蛋白

蛋白质广泛存在于动、植物中，根据蛋白质食物来源不同可分：

来源于动物性食物为动物蛋白，如禽肉类、鱼虾贝类海产品、蛋类、奶类。

来源于植物性食物为植物蛋白，如米面类、豆类等。

优质蛋白 = 肉鱼蛋奶等动物性食物 + 大豆类食物

优质蛋白可提供丰富的优质蛋白，氨基酸组成比较合理，生物利用率较高，是营养界名副其实的"白富美"。

2. 蛋白质的功能，超出你的想象

蛋白质约占整个人体重量的五分之一，是生命的物质基础。人体任何的组织和器官都以蛋白质作为重要的组成成分，蛋白质构成人体内重要的生理活性物质，参与体内物质代谢，调节生理过程并维持着机体内环境的稳定，具有构建机体和修复组织的生理功能。如果把人体比喻成一座高楼大厦，蛋白质就是构成这座建筑物的建筑材料。

【温馨小贴士】

蛋白质摄入不足，将会导致机体内脂肪代谢所需的脂蛋白缺乏，造成脂肪代谢障碍，也会引起脂肪肝和高脂血症的发生。

### 3. 蛋白质中的降血脂"小帮手"：活性肽

生物活性肽是蛋白质中 20 个天然氨基酸以不同组成和排列方式构成的不同肽类的总称，是源于蛋白质的多功能化合物。活性肽具有多种人体代谢和生理调节功能，易消化吸收，有促进免疫、激素调节、抗菌、抗病毒、降血压、降血脂、清除机体内自由基等强大功能。

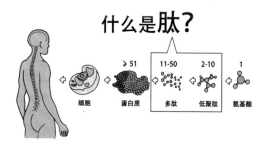

什么是肽？

细胞　蛋白质　≥51　11-50 多肽　2-10 低聚肽　1 氨基酸

【营养名词解读】蛋白质互补作用

将两种或两种以上的食物混合食用，不同食物间相互补充，弥补不同食物必需氨基酸不足的短板，从而达到以多补少，提高膳食蛋白质营养价值的作用。如植物性蛋白往往相对缺少多种人体必须氨基酸，如赖氨酸、蛋氨酸、苏氨酸和色氨酸，因此其营养价值相对较低。为了提高植物性蛋白质的营养价值，将肉类食物和米面类食物合理搭配，混合食用，可大大提高蛋白质的利用率。

### 4.选择蛋白质的小心机

高脂血症病人适宜选择富含优质蛋白的食物，特别是以下这两类食物，一是富含优质植物蛋白的食物：黄豆、大青豆、黑豆、豆腐皮、豆浆等豆类制品；二是富含活性肽成分的食物：牛奶、酸奶等奶制品；海参、深海鱼类、贝类；小麦胚芽等。

## 四、高脂血症病人和脂肪的"爱恨情仇"

### 1.脂肪，想说爱你不容易

脂类包括脂肪和类脂，是三大产能营养素之一，主要来源于动物的脂肪组织、动物内脏、肉类及植物的种子等，对人体有重要的作用。脂类是机体能量的丰富来源，1 g脂肪可以提供37.7 kJ（9 kcal）的能量，是糖类产能的2.25倍。

体内脂肪的储存和提供能量有两大特点：第一，人体的脂肪细胞能够不断地储存脂肪，至今科学家还未发现脂肪细胞吸收脂肪的上限。因此，人体长期摄入能量过多将会导致体内脂肪的不断累积，不仅体重直线上升，人体健康亮起了红灯，高血脂、高血压等疾病随之而来。第二，机体不能利用脂肪分解直接产生葡萄糖，脂肪不能直接给大脑的神经细胞和血细胞提供能量。因此，人体长期摄入能量不足，将会导致一系列的健康问题。

由此可见，脂肪的摄入量多不得也少不得，《中国居民膳食指南（2016）》中指出，脂肪占中国居民一日能量供给的20%~30%。高脂血症病人也应该遵循此供能比例，不可超过30%的上限。

2.脂肪和高脂血症的"爱恨情仇"

脂类的营养价值差异主要取决于脂肪酸的差异，脂肪因其所含的脂肪酸碳组成结构、空间结构不同，呈现不同的特征和功能。大量的流行病学研究表明，膳食脂肪酸的饱和度和脂肪酸碳链长度对机体血脂水平有不同程度的影响，进而对人体健康有不同程度的影响。

3.脂肪中的升血脂"小捣蛋"：饱和脂肪酸

饱和脂肪酸（SFA）是指碳链中不含双键的脂肪酸，食物中的饱和脂肪酸的碳链长度为8~18

个碳原子。膳食中饱和脂肪酸的过量摄入被认为是导致高脂血症的罪魁祸首，饱和脂肪酸主要引起机体内血清胆固醇、低密度脂蛋白胆固醇含量升高，从而增加高脂血症和心脏疾病的风险。引起血脂波动的饱和脂肪酸主要是脂肪酸碳链长度在 10 ~ 18 之间的，特别是棕榈酸（$C_{16}H_{32}O_2$）、豆蔻酸（$C_{14}H_{28}O_2$）、月桂酸（$C_{16}H_{24}O_2$）等，升高血清胆固醇的作用最强。

饱和脂肪酸主要存在于动物性食物中，如猪牛羊肉等禽肉类，奶酪、可可籽油、椰子油和棕榈油，黄油、人造奶油、油炸食品、烧烤食物、加工肉制品、高脂烘焙食物等。《中国成人血脂异常防治指南（2016）》指出，一般人群摄入饱和脂肪酸应小于总能量的 10%，而高胆固醇血症者饱和脂肪酸摄入量应小于总能量的 7%。

4. 脂肪中的降血脂"小帮手"：不饱和脂肪酸

（1）单不饱和脂肪酸（MUFA）：含有一个不饱和双键称为单不饱和脂肪酸。能降低血清胆固醇和 LDL，升高 HDL 水平。最多见的单不饱和脂肪酸是油酸，单不饱和脂肪酸主要存在于橄榄油、茶油等。

（2）多不饱和脂肪酸（PUFA）：含有两个及两个以上不饱和双键的脂肪酸称为多不饱和脂肪酸。多不饱和脂肪酸具有促进胆固醇代谢，降低血清中低密度脂蛋白胆固醇水平，提高血清中高密度脂蛋白胆固醇水平的作用。

膳食中多不饱和脂肪酸主要为 ω-6 系列多不饱和脂肪酸和 ω-3 系列多不饱和脂肪酸。

ω-6 系列多不饱和脂肪酸：亚油酸、γ-亚油酸、花生四烯酸，具有降低胆固醇、三酰甘油和低密度脂蛋白胆固醇的作用，主要存在于植物油（如葵花籽油、豆油、玉米油、红花油等）、坚果、禽类脂肪等中。

ω-3 系列多不饱和脂肪酸：α-亚麻酸、二十碳五烯酸（EPA）、二十二碳六烯酸（DHA），具有降低血清中低密度脂蛋白胆固醇水平，提高血清中高密度脂蛋白胆固醇水平的作用。通过调节极低密度脂蛋白胆固醇和乳糜微粒代谢从而降低血清三酰甘油水平，其效果与使用的剂量大小及机体基础三酰甘油水平有关。ω-3 多不饱和脂肪酸主要存在于深海鱼类（银鳕鱼、鲱鱼、鲑鱼等）、坚果、胚芽、亚麻籽等中。

### 5.脂肪中的反派大 BOSS：反式脂肪酸

近年来，关于反式脂肪酸对人体的危害越来越引起人们的重视。反式脂肪酸主要来源于氢化植物油、起酥油、人造奶油等制作的饼干、蛋糕、油炸食品、烘焙类食品以及花生酱等食品中。

反式脂肪酸的含量一般随植物油的氢化程度而增加，具有提高血清胆固醇水平，提高血清中低密度脂蛋白胆固醇水平，降低血清中高密度脂蛋白胆固醇水平的作用，从而增加高脂血症和心脑血管疾病的风险。

《中国居民膳食指南（2016）》中指出，一般人群每日反式脂肪酸摄入量不超过 2 g。《中国成人血脂异常防治指南（2016）》建议高脂血症病人反式脂肪酸摄入量应小于总能量的 1%。我国食品卫生监督部门要求销售的食品标签上必须标注反式脂肪酸的含量，提醒消费者控制反式脂肪酸的摄入量。

### 6.选择脂肪类食物的小心机

（1）合理控制总热量的基础上，摄入脂肪不应超过总能量的 20%~30%。高脂血症病人更应尽可能减少每日摄入脂肪总量，每日烹调油应少于30 g。

（2）在满足每日必需营养和总能量需要的基础上，当摄入饱和脂肪酸和反式脂肪酸的总量超过规定上限时，应该用不饱和脂肪酸来替代。在膳食中注意调整脂肪酸的比例，注意增加单不饱和脂肪酸的摄入量，脂肪酸的最佳比例为饱和：多不饱和：单不饱和 =1:1:1。

（3）在控制摄入量的前提下，优先选择富含不饱和脂肪酸的食物，如鱼类、贝类、植物油、坚果、亚麻籽、胚芽等。肉类多选择白肉类食物（鱼、虾、禽肉等），少吃红肉类食物（猪、牛、羊肉等）。

（4）禁忌食物：氢化植物油、起酥油、人造奶油等制作的饼干、蛋糕、油炸食品、烘焙类食品，烟熏、烧烤类食品，肥肉、高脂荤汤等。

## 五、降脂维生素的"四大金刚"

维生素 C、维生素 E、维生素 D、维生素 A 对高脂血症病人有辅助治疗作用，是降脂维生素

"四大金刚"。

### 1. 降脂小能手：维生素 C

维生素 C 是一种重要的生理性抗氧化剂，在对抗由自由基引发的脂质过氧化反应中发挥重要作用。维生素 C 能增加机体内脂蛋白酶活性，减少氧化物质形成，促进血清三酰甘油降解，并能帮助胆固醇转化为胆汁酸排出体外，发挥降血脂的作用。

维生素 C 不能在体内合成，必需从食物中摄取，或用维生素 C 制剂补充。新鲜的绿叶蔬菜和水果均为维生素 C 的良好来源，如辣椒、茼蒿、苦瓜、豆角、菠菜、土豆、酸枣、鲜枣、草莓、柑橘、柠檬、沙棘等。

维生素 C 是水溶性维生素，易溶于水，耐热性差，在空气中易氧化，遇碱性物质易被破坏，在日常饮食、食品烹饪时要注意这些特性，避免或减少维生素 C 的破坏和损失。

### 2. 降脂小能手：维生素 E

维生素 E 可抑制体内胆固醇合成限速酶活性，降低胆固醇的吸收率。维生素 E 可以改善线粒体功能，促进氧化磷酸化，加速三酰甘油的分解代谢。

此外，维生素 E 具有抗氧化性，可清除氧自由基，减少脂质过氧化物的生成，降低低密度脂蛋白胆固醇水平，从而对血脂水平起正向调节作用。

维生素 E 在自然界中分布广泛，在植物油、全谷类、坚果、豆类中含量丰富。

### 3. 降脂小能手：维生素 D

维生素 D 具有降低低密度脂蛋白胆固醇水平，促进胆固醇降解的作用。维生素 D 主要存在于海鱼、动物内脏、鱼肝油、蛋黄、全脂奶、奶酪等食物中。

### 4. 降脂小能手：维生素 A

维生素 A 通过降低低密度脂蛋白，从而调节血脂代谢。维生素 A 在动物内脏、鱼肝油、蛋黄、全脂奶、奶酪、绿叶蔬菜、黄色蔬菜、水果等中含量丰富。

## 六、降脂矿物质 "七小精灵"

### 1. 降脂"大力娃"：钙

钙是人体含量最多的矿物质元素，约占成人体重的 1.5%～2.0%。血浆中离子化钙是钙的生理活性形式，对维持机体内细胞正常生理状态，调节人体生理功能发挥重要的作用。

增加钙的摄入可降低高脂血症病人血脂水平，改善血脂紊乱状态。机体内钙相对缺乏可能是导致人体血脂异常的原因之一。因此，当血浆中离子钙水平维持正常水平时，可抑制高胰岛素血症引起三酰甘油的合成增加，有效降低三酰甘油水平。此外，离子钙可与胆汁酸相结合，促进血液中胆固醇的降解，从而达到降血脂的作用。

钙的食物来源：牛奶及奶制品是含钙最为丰富的食品，且消化吸收率高。虾皮、虾米、紫菜等海产品以及木耳、黄豆及其制品、芝麻酱等含钙量丰富。

### 2. 降脂"机灵鬼"：镁

镁是人体细胞中含量第二位的阳离子。科学研究表明，镁是诸多参与脂类物质代谢酶的辅助因子，能调节肝脂肪酶的活性及抑制脂肪酶的生成，镁可以间接地提高脂蛋白脂肪酶的活性，对调节脂类物质的代谢有直接作用。此外，镁作为呼吸系统中重要的辅助因子，参与乙酰辅酶 A 的生成，促进脂类物质转变为乙酰辅酶 A 进入三羧

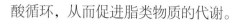

酸循环，从而促进脂类物质的代谢。

镁的食物来源：绿叶蔬菜、大麦、黑米、荞麦、麸皮、苋菜、口蘑、香菇、木耳、坚果等。

### 3. 降脂"小调皮"：锌

锌是人体必需的微量元素之一，作为酶的激活剂，参与机体的合成代谢，在人体生长发育、生殖遗传、免疫、内分泌等重要生理过程中起着极其重要的作用。锌参与脂肪酸合成与降解的调控，对血脂代谢产生影响。锌可以增加肝细胞的活性，增加乙酰辅酶 A 羧化酶等相关酶的活性，从而达到调节肝细胞脂质代谢，降血脂的目的。

锌的食物来源：在食物中广泛存在，贝类海产品，如牡蛎、扇贝等，红肉及动物内脏中含量丰富。

### 4. 降脂"多面手"：硒

硒是脂蛋白潜在的调节剂，缺硒可导致三酰甘油、极低密度脂蛋白胆固醇和胆固醇脂合成和分泌增加。硒最主要的生物学功能是构成谷胱甘肽过氧化物酶，具有抗氧化性，通过此抗氧化剂调节脂质代谢，降低血脂水平。

硒的食物来源：动物内脏、海产品，如牡蛎、海参、鱼子酱等。

5. 降脂"小能人"：铬

铬是维持人体糖类和脂肪代谢的重要因素。研究表明三价铬具有降低血脂，增高高密度脂蛋白胆固醇的作用。

铬的食物来源：海产品如牡蛎、海参、鱿鱼、鳗鱼等，全谷物、豆类、坚果、木耳、啤酒酵母、动物肝脏等。

6. 降脂"酶先生"：锰

锰是多种酶的主要成分，能促进酶活化，加速细胞内脂肪氧化分解，改善脂质代谢，促进三酰甘油代谢，降低低密度脂蛋白胆固醇水平，从而有效防治高脂血症。

锰的食物来源：全谷类如糙米、麦芽、米糠、麦麸等以及坚果、河蚌、干豆类食物等。

7. 降脂 "酶小姐"：铜

铜是超氧化物歧化酶的重要成分，为该酶的活性中心结构，其抗氧化作用与胆固醇代谢有关。

铜的食物来源：贝类如牡蛎、生蚝等，动物内脏、坚果、豆类、胚芽等。

# 七、降脂植物化学物"神奇四侠"

## 1. 传说中的神秘力量"植物化学物"

随着营养科学的不断发展，在营养与健康和疾病关系的研究中，食物中除了含有多种人体必需营养素外，还含有其他一些对人体有益的物质。这类物质对维护人体健康、调节生理功能发挥着重要作用，特别是在预防慢性病中的作用日益显现。其中，有些已经作为保健食品的功效成分广为应用。这些食物中已知必需营养素以外的化学成分多为植物来源，故称为植物化学物。

植物化学物种类繁多，可分为黄酮类、酚类、萜类、含硫化合物、类胡萝卜素、植物多糖等。植物化学物不仅为食物带来鲜亮的颜色和特殊的风味，还具有抗癌、抗氧化、免疫调节、降胆固醇、调节血压、调节血糖、抑制炎症、延缓衰老等多种生理功能，因此发挥着促进健康和预防诸如高脂血症等心脑血管疾病和癌症等慢性疾病的作用。

## 2. 降脂植物化学物"神奇四侠"

科学研究表明，以植物固醇、多酚、皂苷类化合物、有机硫化物和三烯生育酚为代表的植物

化学物具有降低血胆固醇水平的作用。（表2-1）

表2-1　"神奇四侠"降血脂机制及食物来源

| 名称 | 降血脂作用 | 食物来源 |
|---|---|---|
| 植物固醇 | 降低血清总胆固醇<br>降低低密度脂蛋白胆固醇 | 植物油（玉米胚芽油、芝麻油、菜籽油）、豆类（黄豆、黑豆、青豆）、坚果等 |
| 皂苷类化合物 | 降低血清总胆固醇<br>降低低密度脂蛋白胆固醇 | 大豆及其制品、中草药（人参、绞股蓝）、海参等 |
| 黄酮类化合物 | 降低三酰甘油<br>降低血清总胆固醇<br>降低低密度脂蛋白胆固醇 | 银杏、大豆及其制品、绿茶、葛根等 |
| 植物雌激素 | 降低血清总胆固醇<br>降低低密度脂蛋白胆固醇 | 大豆及其制品、亚麻籽、葛根、葡萄等 |

# 八、"小问题，大困扰"：高脂血症病人的疑惑

1."我要把嘴扎起来"，吃得越少越好吗？

当然不是！能量是人体维持机体新陈代谢、

生长发育、体力活动等生命活动的基础，不同人群所需要的能量不同。正常人群、高脂血症等慢性病人群要保持能量摄入和能量消耗的平衡，维持健康体重。

三大产能营养素的供能比例是否科学合理，不仅是关系到人体健康的重要因素，还可能影响包括高脂血症等多种慢性病的发生和进展。高脂血症病人应遵循《中国成人血脂异常防治指南》（2016年修订版）中产能营养素供能比例的标准，糖类占总能量的50%~65%，脂肪20%~30%，蛋白质10%~20%。

高脂血症病人要科学评估日常饮食进食量、能量摄入水平、膳食构成、身体活动水平、身体成分构成等，结合病人的疾病状况，在满足每日必需营养需要的基础上控制总能量，严格控制油和脂肪的摄入量，控制精白米面和肉类的摄入，保证新鲜蔬菜、水果和大豆及其制品摄入充足，养成良好的饮食习惯。

2. 琳琅满目犯眼晕，营养补充剂吃不吃？

吃还是不吃，要听专家的！

营养补充剂是指由一种或多种人体必需的微

量营养素组成的产品，大部分的营养补充剂为胶囊、片剂、口服液等。

平衡膳食模式是中国营养学会膳食指南修订专家委员会根据营养科学原理和中国居民膳食营养素参考摄入量所设计，能最大限度地满足不同年龄阶段、不同能量水平健康人群的营养与健康需要。一般情况下，不管是健康人群还是高脂血症病人都应该优先从一日三餐平衡膳食中摄取营养素，无需额外补充。

【温馨小贴士】

营养补充剂不是药品，营养补充剂不能替代天然食物。高脂血症病人是否需要服用营养补充剂，以及如何选择相关产品及服用的剂量，需要听取营养师或医师个体化建议。

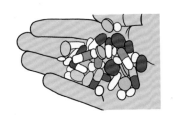

3.谈"脂"色变，脂肪摄入越少越好吗？

你想多了，当然不是！

脂肪是人体重要的营养素，脂肪能维持人体体温正常和恒定，对脏器有支撑和衬垫，起到保护和防震的作用。脂类具有节约蛋白质的作用，充足的脂肪可以保证蛋白质有效地发挥生理功能，避免其作为能量消耗掉。脂类是人体内细胞膜、机体组织器官，特别是神经组织的重要组成成分。

脂肪也是膳食中重要的营养素，烹调时能赋予食物特殊的色香味，适量摄取不仅能满足人体的生理需要，增加饱腹感、增进食欲，而且能促进维生素 A、维生素 E 等脂溶性维生素的吸收和利用。脂肪在人体中具有重要生理功能，完全拒绝脂肪不仅不会变美，还会严重影响到我们的身体健康。《中国成人血脂异常防治指南》（2016年修订版）中产能营养素供能比例的标准，脂肪占总能量的 20%～30%。

4.**鱼油能降血脂，市售鱼油制剂如何挑选**？

营养专家建议，一般健康人群直接选择从食物中摄取更为安全有效。一是，鱼油制品鱼龙混杂，其中的有效成分无从考证，如果加工、储存不当会导致 ω−3 系多不饱和脂肪酸氧化变质，失去其营养价值。二是，提取精制的鱼油制品食用过量反而对人体健康不利，可能导致免疫力下降、凝血时间延长、伤口愈合延迟等问题。

高纯度鱼油制剂用于高脂血症等心脑血管疾病病人的治疗剂量为每次 0.5～1.0 g，3 次 /d，不良反应少见，发生率 2%～3%，包括消化道症状，少数病例出现氨基转移酶或肌酸激酶轻度升高，偶见出血倾向。服用此类鱼油制剂成品时，最好提前咨询临床医师或营养师。

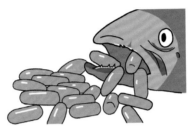

### 5. 胆固醇是人人喊打的"过街老鼠"吗？

对高脂血症病人而言，胆固醇如同是"过街老鼠"人人喊打，很多人非常担心，唯恐摄入过多。

血内胆固醇水平过低的危害，听好了！将减弱细胞膜的稳定性，导致血管壁脆性增加。此外，胆固醇是体内多种活性物质合成的重要原料，胆固醇水平过低，将导致机体应激能力减弱、免疫力下降等。

胆固醇偏低一般有两种原因：一是继发性低胆固醇血症，一般由疾病引起，多见于甲状腺功能亢进症，肝损害如肝炎、肝硬化等情况。二是原发性低胆固醇血症，多由饮食不均衡，长期的素食、偏食、挑食，胆固醇摄入过低引起。这个就怪不得别人了，好好吃饭从今天做起！可以多吃些禽肉类、动物内脏、鸡蛋等食物。

胆固醇过高固然对身体不利，胆固醇水平过低一样影响人体健康，所以，均衡饮食至关重要。

### 6. 广告吹上天，多种维生素片能降血脂吗？

按照溶解性不同，维生素可分为水溶性维生素和脂溶性维生素。水溶性维生素包括维生素 C 和 B 族维生素，摄入过多可经尿液排出体外，一般不易蓄积。脂溶性维生素包括维生素 A、维生素 D、维生素 E、维生素 K，摄入过多可出现蓄积作用甚至导致中毒。

在中国营养学会公布的《中国居民膳食营养素参考摄入量》中，规定了维生素可耐受最高摄入量 UL，即平均每日可以摄入某种维生素的最高限量。因此维生素并非多多益善，当摄入量超过 UL 时，发生毒副作用的危险性会增加。

血脂异常与饮食和生活方式有密切关系，饮食治疗和改善生活方式才是血脂异常治疗的基础措施。高脂血症病人是否需要额外补充多种维生素片，要根据自身的病情，咨询临床医师或营养师，听取专业建议。

7. 看似简单，学问大：高脂血症病人怎样喝水才健康？

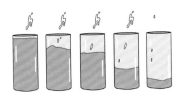

水是人体体液的主要成分，也是人体需要量最大的一种营养成分，具有维持生命代谢、调节机体生理功能的重要作用。

水是人类赖以生存的重要物质，人体对水的需要量受到年龄、代谢、体力活动、温度和膳食等因素的影响，水不足或过多都会对人体健康带来危害。《中国居民膳食指南（2016）》中指出，包括高脂血症病人在内的轻体力活动的成年人，每日至少饮水1500~1700 mL（7~8杯），在高温或强体力劳动条件下，应适当增加饮水量。《指南》中推荐一天中饮水和整体膳食水（包括食物中的水，如汤、粥、奶等）摄入量共计为2700~3000 mL。

高脂血症病人最适宜饮用白开水。白开水安

全卫生，不额外增加能量摄入。应养成主动饮水的习惯，不要等到口渴时才饮水。饮水时间应合理分配在全天任何时刻，饮用应采取少量多次的方式进行，每次50~100 mL，晨起一杯温开水，睡前1~2小时一杯水。

8.除了淡而无味的白开水，高脂血症病人还有别的选择吗？

人们对甜味的喜好是与生俱来的，因而市场上除了包装饮用水不添加糖或食品配料，其他大部分饮料都含有添加糖，包括白砂糖、绵白糖、红糖、玉米糖浆等。若大量饮用含糖饮料，会导致人体超重、肥胖的发生和血清三酰甘油水平升高。有些咖啡（类）饮料中除了含有添加糖，还含有植脂末（含有一定量的反式脂肪酸）。研究表明，反式脂肪酸摄入量多时可升高低密度脂蛋白，降低高密度脂蛋白，增加患动脉粥样硬化和冠心病的危险性。因此选购饮料时要仔细阅读食品标签，关注饮料中添加糖、反式脂肪酸等

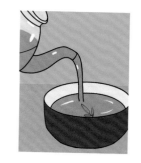

的含量。

对于高脂血症病人，不宜饮用碳酸饮料、含糖饮料，补充水分的最佳方式是饮用白开水或淡茶水。

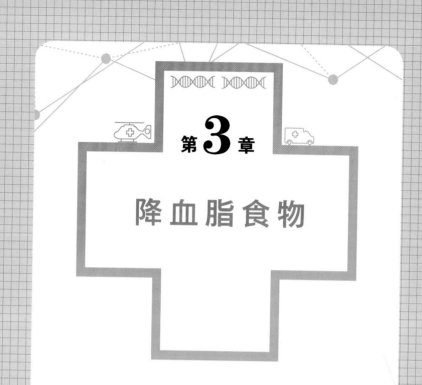

第**3**章

# 降血脂食物

# 一、高脂血症病人合理选择主食

主食是我们日常饮食中重要的组成部分，提供机体能量的主要来源，包括米、面、杂粮、豆类、薯类等粮食。主食中富含糖类、蛋白质、B族维生素和矿物质。

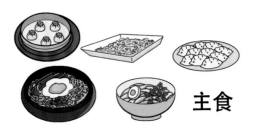

**主食**

## 1. 主食的分类

（1）细粮：常指大米与面粉等食粮，为加工后的成品粮。

（2）粗粮：一般指大米和面粉以外的粮食，主要包括谷类中的玉米、小米、高粱、燕麦、荞麦以及各种干豆类，如黄豆、青豆、赤豆、绿豆等。

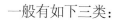

一般有如下三类：

谷物类：玉米、小米、高粱、大麦、燕麦、荞麦等。

杂豆类：黄豆、绿豆、红豆、黑豆、青豆、蚕豆、豌豆等。

根茎类：马铃薯、红薯、芋头、藕等。

细粮与粗粮的营养成分最大的区别是粗粮的膳食纤维含量高于细粮。

2. 高脂血症病人如何选择主食更有利于控制血脂呢？

糖类对血脂的影响，与机体摄入的糖类种类以及数量有关。《中国成人血脂异常防治指南》（2016 年修订版）中建议正常成年人每日摄入糖类占总能量的 50% ~ 65%。糖类摄入以谷类、薯类和全谷物为主，其中添加糖摄入不应超过总能量的 10%，对于肥胖和高三酰甘油血症者要求比例更低。食物添加剂如植物固醇 / 烷醇（2 ~ 3 g/d），水溶性 / 黏性膳食纤维（10 ~ 25 g/d）有利于血脂控制，但应长期监测其安全性。

（1）在合理控制总能量的基础上，主食不宜过多摄入，建议每日摄入糖类占总能量的

50%～65%。高三酰甘油血症病人，糖类应减少至50%～55%。

（2）不宜选用富含糖类的加工食品，如甜食、糕点等；油煎炸类食品不宜选用，如油条、麻花、油饼、锅贴等。

（3）选用富含膳食纤维和低血糖指数的食物，减少精米面的摄入，增加粗粮和新鲜蔬菜的摄入。宜粗细搭配食用，粗粮中适量增加玉米、莜麦、燕麦等成分。

### 3. 高脂血症病人适宜的主食品种

（1）大米及其制品：糙米、蒸米饭、稀饭、寿司等。

（2）小麦及其制品：全麦面包、馒头、面条、饺子、包子等。

（3）粗粮：谷物类中的玉米、小米、红米、黑米、紫米、高粱、大麦、燕麦、荞麦；杂豆类（绿豆、红豆、黑豆、蚕豆、豌豆等），以及根茎类（红薯、山药、马铃薯、芋头等）。

### 4. 搭配对了，降脂更高效

（1）粗杂粮与精白细粮搭配、谷麦与杂豆搭配、谷麦与薯类搭配、不同颜色的搭配。例如小米绿豆粥、红豆米饭、燕麦红豆羹、黑米红豆饭、荞麦面豆沙包、玉米面紫薯包等。

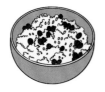
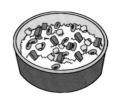

（2）每日主食品种达到4~6种。第一，丰富的主食可以让氨基酸互补，提高营养价值。第二，摄入有助于降低血脂的物质（如膳食纤维、植物甾醇、花色苷等）。第三，不同色彩的搭配与变换，可以给生活带来乐趣。

（3）主食的烹饪制作很有讲究。主食的烹制方法对血脂影响甚大，如100 g蒸馒头热量为925 kJ（221 kcal），脂肪1.1 g，而放入油锅炸过的馒头，热能则增加了2倍，脂肪增加了22倍以上。具体见表3-1。

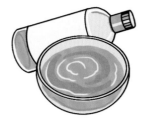

表 3-1　常见主食油炸及精加工制作食品热量及脂肪含量
（每 100 g）

| 食物名称 | 热量 [kJ（kcal）] | 脂肪（g） |
|---|---|---|
| 馒头 | 925（221） | 1.1 |
| 油饼 | 1670（399） | 22.9 |
| 春卷 | 1938（463） | 33.7 |
| 油炸糕 | 1172（280） | 12.2 |
| 麻花 | 2193（524） | 31.5 |
| 奶油蛋糕 | 1582（378） | 13.9 |
| 豆沙月饼 | 1683（402） | 16.8 |
| 绿豆糕 | 1461（349） | 3.8 |
| 法式牛角包 | 1570（375） | 14.6 |
| 薯片 | 2562（612） | 48.4 |

# 二、高脂血症病人科学选用食用油"小窍门"

食用油是人们饮食中不可缺少的重要组成之一，俗话说"油多不坏菜"，炒菜时放了油，菜肴的色泽明亮，吃起来口感芳香，大大地增进了人们的食欲。但是吃多少量，使用什么种类的食用油却大有讲究。面对市场上琳琅满目的各种食用油，高脂血症病人应当擦亮眼睛，科学选用。

1. 食用油分类

（1）动物油：主要有猪油、牛油、羊油、鸡油、鸭油、鱼油等，其营养成分主要是脂肪，含量约90%，还含有胆固醇及维生素。

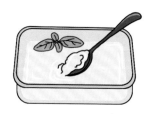

（2）植物油：主要有菜籽油、豆油、茶油、椰子油、玉米油、芝麻油、花生油等，其营养成分主要是脂肪，含量达99%以上，含有维生素E，但不含胆固醇。

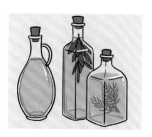

2. 三种脂肪酸对高脂血症的不同影响

（1）饱和脂肪酸：不容易被分解消耗，它容易沉积在人体内，不仅导致肥胖，还易导致血胆固醇、三酰甘油、"坏"胆固醇的升高，引起动脉粥样硬化，导致动脉管腔狭窄，增加患冠心病的风险。它在猪油、牛油、羊油等动物油和椰子油、棕榈油等植物油中的含量较高。所以高脂血症病人应该尽量少选这些食用油，椰子油、棕榈油经常被用于制作饼干糕点，也应该少吃这些食物。

**易引起血脂高
应控制摄入量**

**饱和脂肪酸
（动物油）**

（2）多不饱和脂肪酸：含有双键较多，性质非常活跃，它提供人体必需脂肪酸，其中的杰出代表是亚油酸及亚麻酸。它既可以降低血液中的"坏"胆固醇，又会降低"好"胆固醇，还容易被氧化，产生有害物质自由基，所以也不是越多越好。它一般存在于玉米油、葵花籽油以及大豆油中。

（3）单不饱和脂肪酸：有一个双键，它恰到好处地降低了"坏"胆固醇，还适当提高"好"胆固醇浓度。因此，它对人体健康特别是心血管的健康起到有益作用。它的杰出代表就是油酸，在橄榄油和山茶油中含量较多。

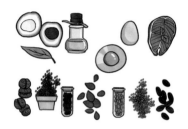

【温馨小贴士】

市场上销售的"植物奶油"或"植物黄油"是大豆油经人工加氢制造的产品，口感和烹调效果都类似黄油，脂肪酸比例也类似黄油。尽管它们不含有胆固醇，却含有不利于心脏健康、促进高血脂及糖尿病发生的"反式脂肪酸"，营养价值较黄油更低，高脂血症病人不宜食用。

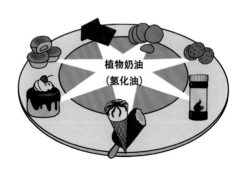

3. 食用油中的几大高手，它们都有自己的独门秘方

（1）橄榄油：从橄榄中用物理方法直接压榨出的油，其颜色黄中带绿，有股诱人的清香，炒菜没有油腻感。橄榄油中的油酸含量高达 80% 以上，科学家们发现地中海地区的人习惯食用橄榄油，当地人心脑血管发病率极低，这与橄榄油独特的营养保健成分有关，因此橄榄油又被称为"植物油中的皇后"。建议高脂血症病人最好每日有一餐用橄榄油烹调食物，但需要注意橄榄油不适合煎炸食物，高温会破坏其中的营养成分。

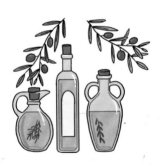

（2）山茶油：其中的油酸含量可与橄榄油媲美，被称为中国的橄榄油，茶油中含有橄榄油所没有的特定生理活性物质茶多酚和山茶苷，能有效改善心脑血管疾病、降低胆固醇和空腹血糖、

抑制三酰甘油的升高，对抑制癌细胞也有明显的功效。

（3）玉米胚芽油：色泽金黄透明，清香扑鼻，口味清淡，富含亚油酸，此外玉米油还含有谷固醇和磷脂，可阻止胆固醇沉积在血管壁上，还能增强人体肌肉及心血管的功能。玉米油中富含天然的维生素 E，抗氧化的同时还可延缓衰老。

（4）紫苏油：以中药紫苏的种子为原料提取的食用油，α-亚麻酸含量高达 51% ~ 63%，α-亚麻酸是人体必需的脂肪酸，可抑制血小板聚集，抑制血栓疾病如心肌梗死和脑血管栓塞的发生。α-亚麻酸合成的 DHA（二十二碳六烯酸，俗称脑黄金）大量存在于大脑皮质、视网膜和生殖细胞中，对智力和视力发育至关重要。

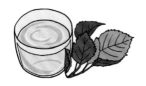

（5）花生油：花生油香味浓郁，炒菜时只用二分之一的用量即可以达到色香味俱全的效果。其中含有的几种脂肪酸比较平衡，油酸、亚油酸、

亚麻酸都很丰富，可将人体内胆固醇分解成胆汁酸排除体外，从而降低胆固醇的含量。花生油中含有的卵磷脂有乳化血液中的三酰甘油作用，还可以改善记忆，花生油中还含有一种生物活性很强的物质——白藜芦醇，有助于降低血小板聚集、预防动脉粥样硬化等心脑血管疾病。

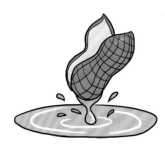

【温馨小贴士】

（1）无论是茶油或橄榄油，还是其他食用油，每人每日的量都得控制在25 g左右，也就是两勺半，注意是一天的量，不是一餐的量。

（2）烹调油应该几种换着吃，确保脂肪酸的平衡。紫苏油每周1～2次，凉拌或者做汤，橄榄油或者山茶油每日三分之一到二分之一，其他还有花生油、玉米油、大豆油等多不饱和脂肪酸丰富的品种。

（3）多吃蒸煮炖的菜式，少采用煎炸烧烤的烹饪方式。

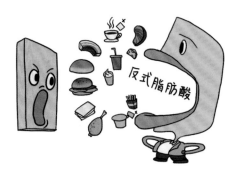

## 三、常见食物的胆固醇含量

胆固醇是身体需要的营养素之一。它是维持人体正常新陈代谢不可缺少的原料，是抗老防衰、延年益寿的重要物质。如果食物中胆固醇长期摄入不足，体内便会加快合成，以满足人体的需求。

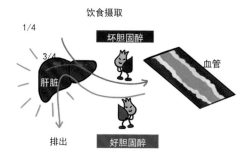

胆固醇主要存在动物性食物中，尤其是动物脑和蛋黄最高，其次动物肝脏，而鱼类和奶类中的含量较低，植物性食物几乎不含胆固醇。（表3-2）

表 3-2 常见动物性食物的胆固醇含量
（mg，以100 g 可食部计）

| 食物名称 | 含量 | 食物名称 | 含量 | 食物名称 | 含量 |
|---|---|---|---|---|---|
| 猪肉（肥瘦） | 80 | 牛脑 | 2447 | 鸭蛋 | 565 |
| 猪肉（肥） | 109 | 猪肾 | 354 | 咸鸭蛋 | 647 |
| 猪肉（瘦） | 81 | 鸡（均值） | 106 | 鲤鱼 | 84 |
| 牛肉（肥瘦） | 84 | 鸭（均值） | 94 | 青鱼 | 108 |
| 牛肉（瘦） | 58 | 鹅 | 74 | 海鳗 | 71 |
| 羊肉（肥瘦） | 92 | 鸡肝 | 356 | 带鱼 | 76 |
| 羊肉（瘦） | 60 | 鸭肝 | 341 | 对虾 | 193 |
| 猪肝 | 288 | 鹅肝 | 285 | 海蟹 | 125 |
| 牛肝 | 297 | 鸡蛋 | 585 | 赤贝 | 144 |
| 猪脑 | 2571 | 鸡蛋黄 | 1510 | 乌贼 | 268 |
| 牡蛎 | 100 | 蛤蜊 | 156 | 海蜇皮 | 8 |
| 三文鱼 | 68 | 鱿鱼（干） | 268 | 海蜇头 | 10 |
| 牛奶 | 15 | 酸奶 | 15 | 母乳 | 11 |

注：引自《中国食物成分表（2002）》和《中国食物成分表（2004）》

很多中老年人视胆固醇为洪水猛兽，就认为它是冠心病、脑血管病、动脉硬化症的代名词，于是转而求"低"。其实胆固醇是把双刃刀，人们都知道，人体血液中胆固醇如果过高，会造成动脉粥样硬化，而动脉粥样硬化又是冠心病、心肌梗死和脑卒中的主要危险因素。

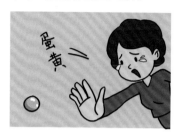

但血液中的胆固醇如果过低，对身体也会造成损害。人体缺少胆固醇时，细胞膜组织就会遭到破坏，白细胞的功能及活性减弱，不能有效地识别、杀伤和吞噬包括癌细胞在内的变异细胞，人体就会患癌症等疾病。胆固醇过低时，人的情绪还会出现极度沮丧和低落的现象。因此，血清胆固醇的正常范围应该为 2.1～5.2 mmol/L，过高过低都不好。

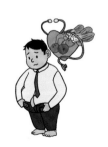

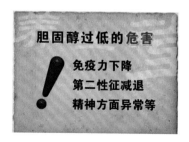

胆固醇过低的**危害**

免疫力下降
第二性征减退
精神方面异常等

**【温馨小贴士】**

高脂血症病人怎样保证胆固醇摄入合理？

尽量选用低胆固醇的食物，如各种植物性食物，还有禽肉、乳品、鱼、蛋清等。

避免高脂肪、高胆固醇的食物，尤其是富含饱和脂肪的食物，如猪油及各种动物油、脑、鱼子、蟹黄等。

多食用富含膳食纤维和植物固醇的食物，如各种绿色蔬菜可以帮助降低胆固醇。在适当摄取富含胆固醇的动物性食物时，可增加富含磷钙的大豆制品、蘑菇类、核桃、芝麻等的摄入，以减少胆固醇在血管壁的沉积，维护血管功能。

# 四、蔬菜是个宝，降脂少不了

古人云："三日可无肉，日菜不可无。"蔬菜是人们生活必不可缺少的食物，这是因为蔬菜种类繁多，色彩丰富，口感清爽，可以帮助人们增进食欲、促进消化。所以老百姓又说"三天不吃青，肚里冒火星"，充分肯定了蔬菜的作用。蔬菜一般可分为叶菜类、根茎类、瓜茄类、鲜豆类等四大类，其中含有人体必需的多种矿物质、维生素和膳食纤维。

有些人患了高脂血症，总想着吃保健品或者

药物来降低血脂，殊不知物美价廉的蔬菜对降血脂有着事半功倍的效果。蔬菜中的膳食纤维、维生素C、矿物质以及特殊的植物化学物，能够降低三酰甘油、促进胆固醇的排泄。

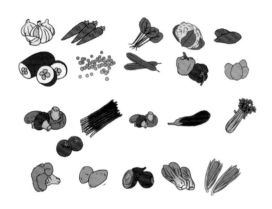

下面，我们来看看哪些种类的蔬菜有神奇的降脂效果，这些蔬菜中藏有哪些营养成分帮助降脂，让朋友们知其然并知其所以然。

### 1.让人又爱又恨的特殊芳香蔬菜

（1）韭菜：促肠胃蠕动，防止脂肪沉淀。

韭菜中含丰富的膳食纤维，可以促进肠蠕动，帮助排便，减少肠道对脂肪的吸收，韭菜的挥发油和硫化物具有降血脂、预防和治疗心血管疾病的作用。

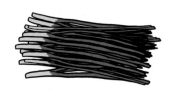

（2）芹菜：降低胆固醇，降低血压。

富含膳食纤维，可加速胆固醇的排泄，含有多种维生素和微量元素，具有降低毛细血管通透性的作用。芹菜中提取的芹菜素有明显降压作用，还可降低血中胆固醇，并有镇定作用，是高血压和冠心病病人的保健佳蔬。

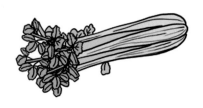

（3）洋葱：升高"好"胆固醇。

洋葱是极少数含有前列腺素 A 的蔬菜，前列腺素 A 是一种较强的血管扩张剂，能够软化血管，降低血液黏稠度，增加冠状动脉血流量，促进钠盐等物质的排泄，因此，既能调节血脂，还有降压和预防血栓形成的作用。更难能可贵的是，洋葱中含有一种洋葱精油，不仅可降低胆固醇，改善动脉粥样硬化，还能升高"好"胆固醇含量。

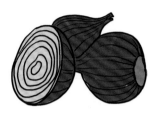

（4）大蒜：杀菌又降脂。

其有效成分，对高脂血症有预防作用，且大蒜和洋葱可以防止 α-脂蛋白下降，提高纤维蛋白溶解性。每日按每千克体重 1 g 生大蒜或 2 g 生洋葱的量服用即可起到预防作用，减慢或防止动脉粥样斑块的形成。

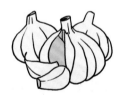

2. 瓜茄类蔬菜的降脂绝招

（1）黄瓜：加速脂类代谢。

黄瓜能量极低，有清热、解渴、利尿作用，所以是减肥佳品。鲜黄瓜内还含有丙醇二酸，可以抑制糖类物质转化为脂肪。黄瓜中还含有纤维素，对促进肠蠕动、加快排泄和降低胆固醇有一定的作用。对于高血压、高血脂以及合并肥胖症的糖尿病，是一种理想的食疗蔬菜。

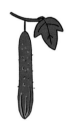

（2）冬瓜：抑制糖类物质转化为脂肪。

冬瓜的显著特点是体积大、水分多、能量低。冬瓜性寒，能养胃生津、清降胃火，使人食量减少，还含有丙醇二酸，促使体内淀粉、糖转化为热能，而不变成脂肪。因此，冬瓜是肥胖的高脂血症病人的理想蔬菜。

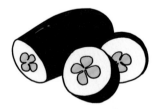

（3）茄子：血管的捍卫者。

茄子，尤其是紫色茄子，含有丰富的类黄酮

及花青素，能增强毛细血管的弹性，减低毛细血管的脆性及渗透性，防止微血管破裂出血，使心血管保持正常的功能。茄子中的芦丁和皂苷成分也具有降低胆固醇的作用，是高脂血症病人夏季理想的蔬菜。

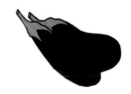

（4）番茄：降低"坏胆固醇"含量。

番茄酸甜可口，是人们喜欢的蔬菜，既可以做菜煲汤，又可以当水果生吃。番茄生吃，可保留充足的维生素C，维生素C可清除体内自由基，对降低脂肪与胆固醇有益。番茄还富含番茄红素，它有独特的抗氧化能力，可降低"坏胆固醇"，即低密度脂蛋白含量。研究发现，烹调后的番茄中，番茄红素活性更强，且容易被人体吸收。

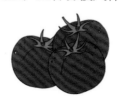

### 3. 灰不溜秋不起眼的根茎类蔬菜

有一些灰不溜秋的长在土里或淤泥里的蔬菜，如土豆、山药、莲藕等，看上去不起眼，但如果烹调得当，一样可以起到辅助降脂，保护心血管的作用。

（1）土豆：降低胆固醇，防止动脉粥样硬化。

土豆营养丰富，富含镁、钾、铁、维生素及膳食纤维，因此又被称为"地下人参"，中医认为它有和胃调中、益气健脾的作用。土豆中丰富的钾含量可溶解血管内壁的胆固醇斑块，有利于预防动脉粥样硬化的发生。研究者发现，每周吃5~6个土豆，可使脑卒中发生率下降40%。土豆还含有膳食纤维，有促进胃肠蠕动加速胆固醇代谢的作用。土豆的饱腹感很强，且土豆中的 B 族维生素、维生素 C、钾等营养成分比米面更高，所以建议高血脂的病人将土豆作为主食更为适合。烹调时不要选择油炸等做法，应该选择蒸土豆或者烤土豆更加符合营养要求。

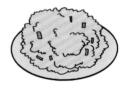

（2）山药：保持血管弹性。

山药是人类食用最早的植物之一，中医认为山药有益智安神、延年益寿的功效。山药含有丰富的黏液蛋白，这是种多糖蛋白的混合物，能预防心血管系统的脂肪沉积，保持血管弹性。山药所含的谷甾醇，有降低血胆固醇的作用；山药的重要成分之一——多巴胺，具有扩张血管、改善血液循环的功能；山药含有丰富的膳食纤维，它可缩短食物通过小肠的时间，从而减少胆固醇的吸收，有利于胆固醇转变为胆酸及胆汁酸而排出体外，且增加人的饱腹感，有助于高血脂人群减肥。

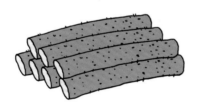

### 4. 植物化学物——蔬菜中隐藏的宝贝

不同种类的蔬菜还含有不同的植物化学物成分，比如胡萝卜、南瓜、西蓝花等含有丰富的类胡萝卜素；番茄中含有番茄红素，辣椒中含有辣椒素，洋葱、大蒜、韭菜等有刺激性气味的蔬菜中含有硫化合物和类黄酮。这些植物化学物对人体健康均有保健作用。

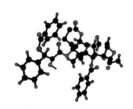

怎么样? 蔬菜中的各类大军都能为您的心血管保驾护航, 吃对蔬菜, 辅助降脂, 从今天就开始吧!

【温馨小贴士】

蔬菜怎样吃才科学?

蔬菜富含多种维生素和矿物质, 高脂血症的病人每日都要摄入 300~500 g 的各类蔬菜, 才能保证营养的供给, 辅助降脂。可是, 吃蔬菜也要有科学的方法, 要避免吃蔬菜的误区。

(1) 避免蔬菜放置得太久。新鲜的蔬菜如果存放的时间太长, 蔬菜里面所含的维生素就会大量损失, 如: 菠菜在 20℃时放置一天, 维生素 C 将会损失 84%, 如果要保存蔬菜, 就应该要在避光、通风、干燥的地方储存。

(2) 避免先切菜后冲洗。先切菜会造成大量的维生素流失到水中, 应该要先洗好菜, 再切菜。

(3) 避免用小火炒菜。如果用旺火炒菜, 蔬菜中的维生素 C 仅流失 15%, 如果炒后用小火焖一会, 维生素 C 将流失 60% 左右。因此, 炒菜时要用旺火。在炒菜时加一点点醋，更有利于维生素的保存。

（4）避免只吃菜，不喝汤。做菜汤时大部分的维生素会溶解到菜汤里，如小白菜汤在煮好后，有70%的维生素C会溶解在菜汤里，喝菜汤是很有营养的。

（5）避免吃隔夜菜。新鲜蔬菜应该烹调后就吃，争取一餐吃完，避免反复加热。另外蔬菜中含有较多的硝酸盐及亚硝酸盐，特别是韭菜、芹菜、青菜等，这些蔬菜过夜后，硝酸盐可以被细菌作用还原成亚硝酸盐，造成身体不适。

# 五、降血脂——离不开"一条腿"的食物

营养专家常常讲到吃食物"四条腿的不如两条腿的，两条腿的不如没腿的，没有腿的不如一条腿的"，意思是就营养价值对人体健康而言，"四条腿"的猪、牛、羊肉不如"两条腿"的鸡、鸭等禽肉，而"两条腿"的禽肉类又比不上"没有腿"的鱼、虾类，而最优质的是一条腿的香菇、蘑菇等菌类食物。菌类是大自然赋予人类的美味佳肴，它们口感柔嫩，味道鲜美，营养丰富。

## 1.菌藻类食物的营养特点

（1）是典型的低脂肪、低能量食物，且富含

蛋白质、膳食纤维、糖类、维生素和微量元素。

（2）其必需氨基酸含量占蛋白质总量的60%以上。

（3）微量元素中的铁、锌和硒含量约是其他食物的数倍甚至十余倍。

（4）在海产植物中，如海带、紫菜等中还含丰富的碘，每100 g海带（干）中碘含量可达36 mg。

（5）有明显的保健作用。研究发现，蘑菇、香菇和银耳中含有多糖物质，具有提高人体免疫功能和抗肿瘤作用。

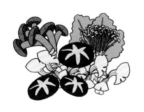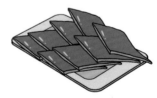

2. 菌藻类家族中有良好辅助降脂作用的成员

（1）香菇：香菇素有"山珍"之称，是高蛋白低脂肪的营养保健食品。香菇中含有香菇多糖，具有提高人体免疫功能和抗肿瘤作用。香菇中所含的香菇嘌呤，可抑制体内胆固醇形成和吸收，促进胆固醇分解和排泄，有降血脂作用。香菇的膳食纤维含量丰富，能促进肠胃蠕动，加速排便，减少肠道对脂肪的吸收。可以将香菇和西蓝花同炒，两者都有利肠胃，降低血脂作用，是"三高"病人的优质食材搭配；香菇可洗净切碎炖小米粥，不仅健脾开胃，更能辅助降脂。

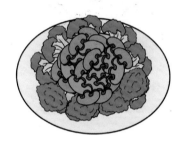

（2）金针菇：金针菇为古今中外著名食用菌之一，更是寒冬时热腾腾的火锅中少不了的佳肴，味道非常鲜美。金针菇含有 8 种人体必需的氨基酸，尤其富含精氨酸和赖氨酸，人体吸收后对增长智力和思维能力，加强记忆力大有好处，所以又名"益智菇"。金针菇是典型的高钾低钠食物，还含有多种矿物质铁、锌、硒、锰，对高脂血症患者的心血管系统产生有益的保护作用。我国传统医学也认为：金针菇性寒，味咸，能利肝脏，益脾胃。高脂血症病人每次以食用 50 ～ 100 g 为佳。需要注意的是，新鲜金针菇里含有秋水仙碱，因此不宜生食，烹饪时要把金针菇煮熟煮软，起到分解秋水仙碱的作用。

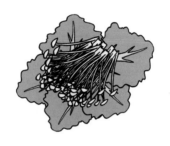

（3）黑木耳：黑木耳味甘，性平，有排毒解毒、清胃涤肠、和血止血等功效。黑木耳肉质细腻、柔嫩鲜美，被称为"素中之荤"。古书记载，木耳"益气不饥，轻身强志"，所谓"益气不饥"，主要是其含有丰富的蛋白质、脂肪、糖和钙、磷、铁等矿物质以及胡萝卜素、维生素 $B_1$、维生素 $B_2$、尼克酸、磷脂、甾醇等成分，对人体是一种天然的滋补剂。"轻身强志"指的是木耳富含膳食纤维和特殊的食物胶质，可促进肠道蠕动，改善便秘，减少毒物在肠道的吸收，从而起到减肥作用。此外，黑木耳还含有9种抗凝物质，与洋葱、大蒜效果相似，能抗血小板聚集和降低血凝，减少血液凝块，防止血栓形成，有助于防治高血脂导致的动脉粥样硬化。所以它又被人们形象地称为"血管清道夫"。

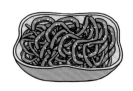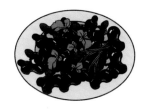

【温馨小贴士】

　　高脂血症患者不妨经常吃些醋泡黑木耳、木须肉、木耳炒虾仁等，对保护心血管很有益处。但需注意的是，有出血性疾病的人忌食。孕妇不宜多食。鲜木耳含有毒素，需洗干净之后，开水焯，再用凉开水漂洗几次。木耳烹调前宜用凉水泡发，泡发后仍然紧缩在一起的部分不要食用。

　　（4）海带：海带，又名昆布，素有"长寿菜""海上之蔬""含碘冠军"的美誉，从营养价值来看，是一种保健长寿的食品。海带上常附着一层白霜似的白粉——甘露醇，它是一种贵重的药用物质。现代科学研究证明，甘露醇具有降低血压、利尿和消肿的作用。海带中含有大量的多不饱和脂肪酸 EPA，能使血液的黏度降低，减少血管硬化。因此，常吃海带能够预防心血管方面的疾病。海带中含有 60% 的岩藻多糖，是极好的食物纤维，肥胖者食用海带，既可减少饥饿感，又能从中吸取多种氨基酸和无机盐，是很理想的饱腹剂。海带中所含的昆布氨酸，是一种特殊氨基酸，它具有降低血压的功效，可预防高血压和脑出血。

海带与豆腐同食，既降低血脂又可营养互补，海带拌芝麻可以净化血液降低胆固醇。最好一周能吃一至两次水发海带，一次 50g 左右。注意甲亢病人不宜食用，脾胃虚寒的人不适合多吃海带。

菌藻类大家族还有很多降脂能手，如蘑菇、草菇、猴头菇、凤尾菇、银耳、紫菜、螺旋藻等，它们营养丰富，各有风味，让高脂血症病人享受美味的同时，又能轻松降脂。

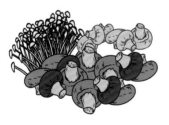
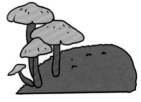

菌类食物种类繁多，有一些菌类含有毒素，如误食毒蘑菇中毒后会出现各类不良反应，主要有恶心、呕吐、流涎、流泪、精神错乱、急性贫血、黄疸、脏器损害等，严重者可死亡。

鉴别野生菌是否有毒，目前没有简单易行的鉴别方法，预防中毒的根本办法就是不要采食野生蘑菇，以免发生意外，危害身体健康甚至生命安全。在有采食野生蘑菇习俗的地区，切勿采摘未食用过或不认识的野生蘑菇。对于市场上售卖的野生蘑菇，也不能放松警惕，尤其是没吃过或不认识的野生蘑菇，不要购买或食用。

# 六、学会吃水果

多数的新鲜水果含有葡萄糖、果糖，呈现出甜味，水果中有机酸如柠檬酸、苹果酸、酒石酸等能刺激消化液分泌，增加食欲，有利于食物的消化；水果还含有维生素C、钾元素、膳食纤维等，它具有促进肠蠕动，降低血脂胆固醇的作用。

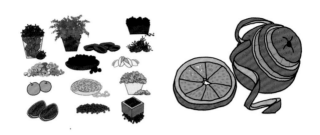

一些水果皮中（如橙、柚子、柠檬等）还含有一些植物化学物如黄酮类物质、芳香物质及柠檬萜等，这些物质都对人体健康起到促进作用，是膳食成分的一个组成部分。

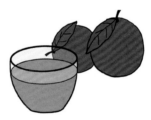

### 1. 降脂能手

（1）苹果："一天一个苹果，医生远离我"。苹果是大家最为熟悉的水果，它性味甘平，老少皆宜。但苹果的降脂作用可能很多人并不清楚，这源于苹果中丰富的果胶，它是一种水溶性膳食纤维，能结合胆汁酸，像海绵一样吸收多余的胆固醇和三酰甘油，并帮助其排出体外。苹果分解的乙酸也有利于胆固醇和三酰甘油的分解代谢。推荐每日食用 1～2 个。

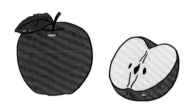

（2）柚子：中医学认为，柚子味甘、酸，性寒，有健胃化食、下气消痰等功用。柚子可是个宝，富含糖类、有机酸、多种维生素和矿物质等。柚子肉中的维生素 C 非常丰富，有降血脂，降低血液黏稠度，减少血栓形成，预防脑血管疾病等功效。此外，柚皮中的橘皮苷可以加强毛细血管的韧性、降血压、扩张心脏的冠状动脉，而且还具有暖胃、化痰等食疗作用。如果有兴趣，你可将柚子连皮带肉切碎，加入适量蜂蜜入罐密封，腌制成柚子茶饮用。

（3）山楂：山楂性微温，味酸甘，有消食健胃、活血化瘀、收敛止痢的功效，是我国传统保健药膳中常用的中药。从营养学角度看，山楂中的三萜类、生物类黄酮和丰富维生素 C 成分，可以扩张血管壁、降低胆固醇和三酰甘油以及降低血压。槲皮苷类物质能够扩张血管、增加冠状动脉血流量、促进气管纤毛的运动、有排痰平喘的效果。山楂酸、柠檬酸等有机酸，也都有显著的降血脂功效，山楂吃法很多，可鲜食亦可干食，老少皆宜。

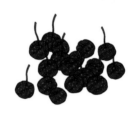

（4）葡萄：葡萄味甘微酸、性平，具有补肝肾、益气血、开胃生津和利小便之功效。葡萄能有效阻止血栓形成，降低人体血清胆固醇水平和血小板的凝聚力，对预防心脑血管疾病有很好的作用。不过细细数来，葡萄的精华不仅在肉中，而且在籽和皮上。葡萄籽中含有一种天然物质——原花青素低聚合物，具有极强的抗氧化作用，能有效消除人体内多余的自由基，有增强人体免疫功能和延缓衰老、抗过敏、降低胆固醇的作用。俗话说"吃葡萄不吐葡萄皮"，这话还真有一番道理，葡萄皮中的白藜芦醇最为丰富，具有降血脂、抗血栓、预防动脉硬化等作用。所以，食用前充分洗净，整颗入口，连皮一起吃，这样营养就能"百分百"。

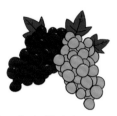

（5）大枣：大枣具有很强的抗氧化、抗自由基的功效，有降血脂、抗衰老的作用。从营养成分看，枣中的芦丁是对人体非常有益的物质，可以降胆固醇、降血压，对高脂血症和高血压病人十分有益。另外，枣还富含环磷酸腺苷，是人体能量代谢的必需物质，能增强肌力、消除疲劳、扩张血管、增加心肌收缩力、改善心肌营养，对防治心血管疾病有良好的作用。一般来说，生吃大枣是最有营养的，每日吃5~8枚，对身体非常有益。

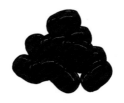

### 2. 是吃果汁好，还是吃全果好？

水果如橘子上的橘络、包裹橘肉的橘外衣含有丰富的膳食纤维，橘络与橘外衣和橘肉一同吃，其中的膳食纤维起到减少胃肠道糖分、脂肪的吸收的作用，有助于降低血脂，而吃去渣的纯果汁，其中为去除膳食纤维的单一性果糖和葡萄糖，饮用它往往容易超量，阻止血脂的降低。因此吃全果比吃纯果汁更佳。

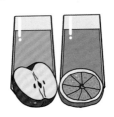

### 3. 水果能代替蔬菜吗？

不能。蔬菜品种远多于水果，特别是黄绿色蔬菜，含有更多的叶绿素、胡萝卜素、膳食纤维及植物化学物，同时蔬菜含糖量低，一般在2%～6%，由此水果不能代替蔬菜食用。

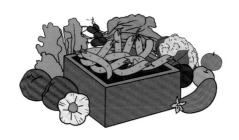

【温馨小贴士】

每日吃多少水果合适？

《中国居民膳食指南（2016）》建议健康成年人每日吃水果 200～350 g，相当于 1～2 个中等大小的苹果、香蕉或橙子的量。水果不是吃得越多越好，比如大量吃甜水果后，糖分消耗不掉，同样会转化为三酰甘油，使得血脂和体重超标；大量吃杏子、李子后，其中的酸性物质会损伤脾胃；荔枝吃多了会诱发低血糖；柿子吃多了反而导致便秘；梨、西瓜吃多了易引起腹泻。

是不是所有种类的水果都能降脂呢？

其实不然。血脂高的朋友尽量少吃榴莲、椰子这两种热带水果。这两种水果能量很高，而且与含大量饱和脂肪酸的牛油、猪油一样，也会增加血液中总胆固醇及"坏胆固醇"的含量，导致血管栓塞。计算一下脂肪含量就会发现，这两种水果的"含油量"高得吓人。

榴莲，如果一次食用 250 g，含 10 g 脂肪，相当于吃了一茶匙的食油。椰子的含油量更高，以 100 g 椰肉计算，大概含 12 g 脂肪。还有一种现在比较时髦的水果叫鳄梨，又名牛油果，每 100 g（约半个）含 15 g 脂肪，同样高得惊人。虽然有一定的降脂作用，但它同时也是水果中能量最高的一种。因此，千万不能只片面地看到其有"降脂作用"而大量吃。建议如果有条件，可以少量吃点牛油果，同时要减少食用油的摄入量。

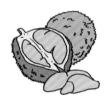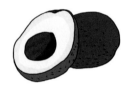

## 七、"四条腿"的畜肉都会升高血脂吗

### 1．"五畜为益"是啥意思？

《黄帝内经》中提出"五畜为益"，有两层意思，一是说食肉是有益的，对维持人的生命活动和体力活动有好处；二是说食肉要控制在有益的范围内，意味着食肉过度是有害的。五畜为益是对食

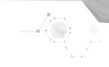

肉利弊的认识与把握。

2. "四条腿"的肉也能食之有道

现代的营养学将畜肉特指为猪、牛、羊、马、驴等牲畜的肌肉、内脏及制品，俗称"四条腿"的肉，大家往往将"四条腿"的畜肉和高脂肪食物划上等号，认为高血脂就是吃"四条腿"造成的。

其实，把畜肉一棍子打死，认为它们就是高脂血症的大敌，也是有些冤枉的。脂肪含量因动物的品种、年龄、肥瘦程度、部位等不同有较大差异，低者为10%，高者可达90%以上。在畜肉中，猪肉的脂肪含量最高，羊肉次之，牛肉最低。例如猪瘦肉中的脂肪含量为6.2%，羊瘦肉为3.9%，而牛瘦肉仅为为2.3%。兔肉的脂肪含量也较低，为2.2%。胆固醇含量在瘦肉中较低，每100 g含70 mg左右，肥肉比瘦肉高90%左右，内脏中更高，一般为瘦肉的3~5倍，脑中胆固醇含量最高，每100 g可达2000 mg以上。

所以，只要"食肉有道"，血脂高的人也可以像普通人一样，在享受美味荤菜的同时，均衡营养控制血脂。比如吃肉时应该选择瘦肉部分，尽量不吃内脏和脑子，此外需要注意烹调方式，选择炖煮或者清炒的方法更加健康，比如干切牛肉、清炖羊肉、蔬菜炒肉片等，不要总是吃红烧狮子头、糖醋排骨、冰糖扒猪蹄等浓油酱赤的食物，后者比前者的油分高了很多，不利于血脂的控制。当然，高血脂者虽可开荤，但也应食之有度，每日 50~100 g 即可。

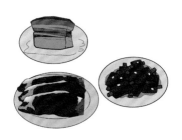

### 3. 畜肉类中的高蛋白低脂肪代表

（1）牛肉：牛肉味道鲜美，受人喜爱，在全世界范围内牛肉也是食用最普遍的肉类，享有"肉中骄子"的美称。牛肉蛋白质含量很高，氨基酸组成接近人体需要，牛肉中的氨基酸含量比任何其他食品都高，这使它对增长肌肉、加强气力特别有效。牛肉的胆固醇含量虽然和羊肉、猪肉差不多，但其所含能量要远远低于猪肉和羊肉。特别是后腿部位脂肪及胆固醇含量最低，更适合血脂高者。美国得克萨斯大学西南医学中心的科学家格伦迪等的研究表明，牛肉脂肪含有约22%的硬脂酸。硬脂酸能被人体所代谢，或者能被转化为油酸——单不饱和脂肪酸，而油酸能降低胆固醇。一般建议用洋葱炒牛肉、萝卜炖牛肉、番茄炖牛肉等荤素搭配的方式，可有效去除油腻，有益健康。

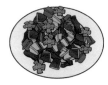
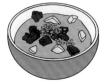
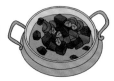

【温馨小贴士】

牛肉的肌肉纤维比较粗糙，结缔组织较多，煮牛肉时不容易烂，烹饪时可以放一块橘皮，或者用纱布包一点茶叶，或者放一两个山楂，更容易煮透。

（2）驴肉：驴肉口感细腻，滋味鲜美。民间有"天上龙肉，地上驴肉，要想健康，请喝驴汤，要想长寿，请吃驴肉"的谚语，以此来褒扬驴肉的营养价值与滋补健身的功效。驴肉具有"两高两低"的特点：高蛋白，低脂肪；高氨基酸，低胆固醇。在驴肉的脂肪酸中，除少数饱和脂肪酸外，大多数为不饱和脂肪酸，主要为亚油酸、亚麻酸，它们约占脂肪酸总量的77.2%。这些特性对动脉硬化、冠心病、高脂血症病人有着良好的保健作用。驴肉还含有动物胶，骨胶元和钙等成分，能为老人、儿童、体弱者和病后调养的人提供良好的营养补充。

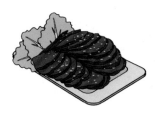

（3）兔肉：兔肉性凉味甘，质地细嫩，味道鲜美，属于典型的高蛋白、低脂肪、低胆固醇的肉类，每100 g兔肉脂肪含量仅仅为2.2 g，是高血脂肥胖者的理想食材。兔肉还含有丰富的卵磷脂，除了有健脑益智的作用外，还有保护血管壁，阻止血栓形成的作用，所以又被称为美容肉、保健肉、荤中之素等。在肉类家族中享有盛名。兔肉结缔组织和纤维少，具有非常高的消化率，可达85%，因此特别适合中老年人食用。

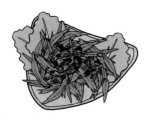

【温馨小贴士】

　　猪肉虽然味美可口，但其脂肪含量高，肥胖或血脂高的朋友不宜多食，猪肝有较多的胆固醇，患有高胆固醇血症、高血压和冠心病者应少食。猪肉皮（或猪蹄）含脂肪较多，且蛋白质的氨基酸组成比较单一，患有肝病、动脉硬化及高血脂者也不宜多食。

# 八、禽肉是为高脂血症病人提供优质蛋白的"白肉"

　　市场上常见的家禽有鸡、鸭、鹅、鸽子、鹌鹑等。我们通常称家畜的肉为"红肉"，禽类等其他肉类为"白肉"。经常食用的白肉的脂肪含量：鸡胸肉 1.9%，鸭胸肉 1.5%。禽肉脂肪酸构成以单不饱和脂肪酸油酸为主（禽类内脏饱和脂肪酸和胆固醇较高），油酸有降低血胆固醇、三酰甘油和低密度脂蛋白，升高高密度脂蛋白的作用，因此禽肉是高脂血症病人获取优质蛋白的较好来源，高脂血症病人每日可选用 50 g 左右的去皮禽肉，并且注意不选用油煎、油炸等烹调方法。

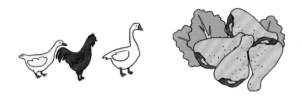

# 九、"没有腿"的白肉是高脂血症病人的佳肴

鱼虾是人们常吃的水产品，也属于人们常说的"白肉"系列，鱼虾类食物富含优质蛋白质、脂类、维生素和矿物质，是人类很好的营养来源。鱼虾中存在游离的氨基酸、核苷酸、甘氨酸等，因此肉质一般都非常鲜美。

### 1.鱼虾类脂肪的小秘密

鱼虾类的脂肪含量为 1%～10%，平均 5%，呈不均匀分布，主要存在于皮下和脏器周围，肌肉组织中含量甚少。不同品种含脂肪量有较大差异，如鳕鱼含脂肪在 1% 以下，而河鳗脂肪含量高达 10.8%，含脂肪高的鱼类口感比较肥腻。

但是鱼虾类的脂肪酸成分和猪油、牛油中的饱和脂肪酸是不同的。这种脂肪对人体健康到底起到什么作用呢？研究起源于 20 世纪 70 年代流行病学调查，营养学家发现一个奇特的现象，生活在格陵兰岛上的爱斯基摩人以捕鱼为主，他们的主要食物也是海鱼，但是其患有心血管疾病的人远低于丹麦本土的居民；同时发现，爱斯基摩人一旦流鼻血，流血时间远长于丹麦人。无独有偶，科学家们还发现，日本北海道的渔民心脑血管疾病的发病率明显低于其他区域的民众，我国的舟山群岛地区的渔民血压也比较低，这些现象都与一种叫 ω-3 不饱和脂肪酸的物质有关，这一类脂肪酸主要存在于鱼类的油脂中，主要是二十碳五烯酸（EPA）和二十二碳六烯酸（DHA），EPA 具有抑制血小板形成作用；EPA 与 DHA 还有降低低密度脂蛋白、升高高密度脂蛋白作用。EPA 和 DHA 在鱼体内的合成很少，主要是由海水中的浮游生物和海藻类合成的，经过食物链进入鱼体内，并以三酰甘油的形式储存。二者低温

下呈液体状态,因此,冷水鱼中含量较高。( 表3-3 )

表3-3　鱼油中 ω-3PUFA 含量（g/100 g 鱼肉）

| 鱼种 | EPA | DHA |
|------|------|------|
| 鲐鱼 | 0.65 | 1.10 |
| 鲑鱼（大西洋） | 0.18 | 0.61 |
| 鲑鱼（红） | 1.30 | 1.70 |
| 鳟鱼 | 0.22 | 0.62 |
| 金枪鱼 | 0.63 | 1.70 |
| 鳕鱼 | 0.08 | 0.15 |
| 鲽鱼 | 0.11 | 0.11 |
| 鲈鱼 | 0.17 | 0.47 |
| 黑线鳕 | 0.05 | 0.10 |
| 舌鳎 | 0.09 | 0.09 |

看完以上的介绍,大家应该能心中有答案了,那就是适当吃些鱼虾类,特别是深海鱼类,如三文鱼、鳕鱼、鲱鱼等对心脑血管具有一定的保护作用。值得注意的是,鱼虾类均属于高蛋白低脂肪的食物,但鱼籽、虾黄含有较多的胆固醇,高胆固醇血症的朋友最好少吃或者不吃。

2. 好食物吃对很重要

烹调方式也很重要,如果将鱼虾做成油炸的熏鱼或者油焖大虾,油脂和能量往往超标,所以尽量选择清蒸、白灼的方法更为科学。三文鱼甚至可以生吃，2016 版中国居民平衡膳食宝塔建议每日的水产品可以达到 40～75 g。

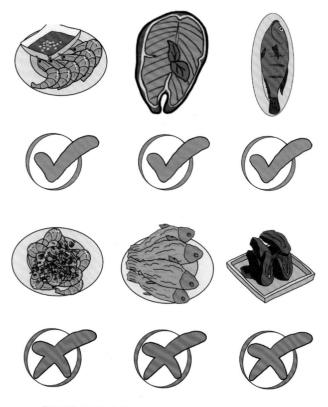

【温馨小贴士】

　　鱼类因水分和蛋白质含量高，结缔组织少，较畜禽肉更易腐败变质，特别是青皮红肉鱼，如鲐鱼、金枪鱼，组氨酸含量高，一旦变质，可产生大量组胺，能引起人体组胺中毒。鱼类的多不饱和脂肪酸含量较高，所含的不饱和双键极易氧化破坏，能产生脂质过氧化物，对人体有害。因此新鲜鱼类应该及时保存或加工处理，防止腐败变质。

有些鱼含有极强的毒素，如河豚鱼，虽其肉质细嫩，味道鲜美，但其卵、卵巢、肝脏和血液中含有极毒的河豚毒素，若不会加工处理，可引起急性中毒而死亡。故无经验的人，千万不要"拼死吃河豚"。

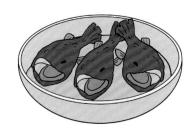

# 十、血脂高吃蛋黄有讲究

市场上常见的禽蛋类包括鸡蛋、鸭蛋、鹅蛋、鹌鹑蛋、鸽子蛋等。蛋的营养成分大致相同。居民经常食用的是鸡蛋。蛋类含蛋白质约为13%。每100 g鸡蛋清中约含蛋白质11.6 g，每100 g鸡蛋黄中含蛋白质约15.2 g。鸡蛋蛋白质的氨基酸组成与人体需要最为接近，容易消化吸收，是理想的天然优质蛋白质。营养学上评价膳食蛋白质的质量时，常以鸡蛋蛋白质作为参考蛋白质，可见鸡蛋蛋白质的优越性。蛋类脂肪含量10%～15%，主要集中在蛋黄内，脂肪组成以单不饱和脂肪酸（油酸）为主，还有一定量的磷脂和胆固醇，一个50 g的鸡蛋含胆固醇约290 mg，几乎都存在于蛋黄中。蛋类的脂肪分散成细小颗粒，容易消化吸收。蛋类中糖类含量较低，约1.5%。蛋类的维生素含量丰富，种类齐全，包括所有的B族维生素、维生素A、维生素D、维生素E、维生素K和微量的维生素C；矿物质磷、钙、铁、锌、硒含量丰富。蛋类所含的维生素和矿物质也主要集中在蛋黄中。

由于高脂血症病人每日饮食中胆固醇摄入量应低于300 mg，而鸡蛋所含的胆固醇几乎都在蛋黄中，所以许多病人对食用蛋黄颇有顾虑。每日吃1个蛋黄不会损害健康，但最好不要吃第2个。胆固醇高的人暂不要吃，等血脂控制理想后，可试着2天吃1个。

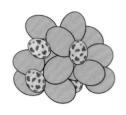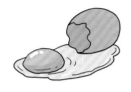

# 十一、豆类及其制品是低调的降脂明星

豆类作物主要有大豆（黄豆、黑豆、青豆）和杂豆（绿豆、赤豆、芸豆、蚕豆、豌豆等）。大豆含有较高的蛋白质（35%~40%）和脂肪（15%~20%），而糖类相对较少（20%~30%）；杂豆含有较高的糖类（55%~65%），中等的蛋白质（20%~30%）和少量脂肪（低于5%）。豆类含有丰富的钙、钾、维生素E、膳食纤维和异黄酮、皂苷、植物固醇等多种有益于健康的成分。

大豆制品通常分为非发酵豆制品和发酵豆制品两类：非发酵豆制品有豆浆、豆腐、豆腐干、腐竹等，发酵豆制品有豆豉、豆瓣酱、腐乳等。

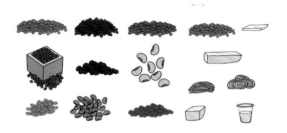

　　豆类含有丰富的优质蛋白，适量摄入豆类食物，可以减少含胆固醇和脂肪高的肉类食物的摄入量。

　　（1）大豆中脂肪含量为 15%~20%，其中不饱和脂肪酸占 85%，必需脂肪酸亚油酸高达50%，还含有较多对心血管健康有益的磷脂。

　　（2）豆类所含的维生素 E 对不饱和脂肪酸起到较强的抗氧化作用，可阻挡低密度脂蛋白与氧的结合；还能促进胆固醇的分解、代谢、转化和排泄，从而降低血清胆固醇水平。

　　（3）豆类含有的膳食纤维在促进排便的同时还能促进胆固醇的排泄，从而降低血浆胆固醇水平，尤其是降低低密度脂蛋白胆固醇，膳食纤维还能够与胆汁酸等脂类物质结合，减少人体对胆固醇的吸收。

　　（4）豆类含有的皂苷和异黄酮这两类物质具

有抗氧化、降低血脂和血胆固醇作用，特别是大豆皂苷。

建议高脂血症病人每日摄入大豆 15~25 g。按蛋白质含量，100 g 大豆相当于豆腐干 220 g，豆腐丝 160 g，素鸡 205 g，北豆腐 290 g，南豆腐 560 g，豆浆 1460 g。可以灵活搭配食用相当于 15 ~ 25 g 大豆的大豆及其制品。

杂豆的糖类含量较高，常被当作主食。杂豆富含谷类食物缺乏的赖氨酸，将杂豆与谷类食物搭配食用，可以通过食物蛋白质互补作用，提高谷类营养价值。建议每日食用杂豆 25 g 左右。

【温馨小贴士】

由于大豆的嘌呤含量较高，高脂血症合并痛风的病人要少吃豆类及其制品。

大豆所含膳食纤维中的棉籽糖和水苏糖在肠道细菌作用下发酵产生气体，可引起腹胀，不能过量食用豆类及其制品。

# 十二、根茎类食物，含有维生素 C 的主食

根茎类食物是人们种植的以根茎作为食用部

分的植物，包括薯类（马铃薯、甘薯、木薯等）、山药、芋头、胡萝卜、萝卜、莴笋、茭白、荸荠、莲藕、慈姑等。胡萝卜、萝卜、莴笋、茭白含糖类为2.8%~10%，一般作为蔬菜食用；薯类（马铃薯、甘薯、木薯等）、山药、芋头、荸荠、莲藕、慈姑含糖类为12%~25%，是能量较高的根茎类食物，其能量比其他蔬菜高3~5倍，与米饭能量更接近。

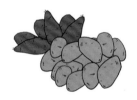

　　根茎类食物富含膳食纤维，能促进胆固醇的排泄，从而降低血浆胆固醇水平，尤其是降低低密度脂蛋白胆固醇；膳食纤维还能够与胆汁酸等脂类物质结合，减少人体对胆固醇的吸收。薯类、莲藕等含有的维生素C是谷类等主食所没有的，维生素C在促进胆固醇转变为胆酸，从而降低血胆固醇水平方面发挥重要作用。

　　建议每日食用薯类等50~100 g，因为它们是根茎类食物中含能量较高的一类，不能过量食用，否则会造成能量过剩，对控制血清三酰甘油水平不利。

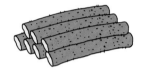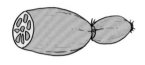

【温馨小贴士】

在食用薯类时，要相应减少谷类的食用量。

# 十三、高脂血症病人建议喝低脂牛奶

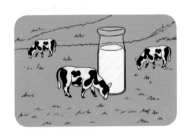

奶类是一种营养成分丰富、组成比例适宜、易消化吸收、营养价值高的天然食品。常见奶源有牛奶、羊奶、马奶等，市场产品以牛奶为主。鲜奶经加工后可制成各种奶制品，市场上常见的有液态奶、奶粉、酸奶、奶酪和炼乳等。

（1）液态奶：液态奶中蛋白质含量平均为3%，其必需氨基酸比例符合人体需要，属于优质蛋白质。脂肪含量为3%~4%，以微脂肪球的形式存在。奶中的乳糖能促进钙、铁、锌等矿物质的吸收。

（2）奶粉：通常分为全脂奶粉、脱脂奶粉、全脂加糖奶粉、调味乳粉。一般来说，全脂奶粉蛋白质等成分是液体乳浓缩的7~8倍。

（3）酸奶：根据口味常分为3种。纯酸牛奶，是以牛乳或乳粉为原料，脱脂或不脱脂，经发酵制成的产品；调味酸奶，指添加了糖或调味剂等辅料的酸奶；果味酸奶，是指添加了天然果料等辅料的酸奶。牛奶经过发酵，乳糖、蛋白质和脂肪都有部分分解，更易被人体消化吸收。经过发酵的酸奶和其中的益生菌对人体健康很有益处。

（4）奶酪：又称干酪，指原料乳经消毒后，再用乳酸菌发酵的产品。产品富含蛋白质和脂肪。

奶类及其制品主要提供优质蛋白质、钙、维生素 $B_2$。钙能活化人体内的脂肪消化酶，有助于提高人体消化脂肪和糖类的能力，避免能量囤积形成肥胖，改善血管弹性，保护心血管健康。维

生素 $B_2$ 参与体内三大产热营养素代谢过程，与维生素 $B_1$、维生素 $B_6$ 合作，共同参与机体消化、消化蛋白质及脂肪，降低血清胆固醇水平，防治血管硬化，益于改善脂肪代谢。建议高脂血症病人每日选择食用 300 g 低脂牛奶。（表 3-4）

表 3-4　低脂牛奶营养成分表

| 项目 | 每 100 毫升 | 营养素参考值 % |
| --- | --- | --- |
| 能量 | 192 kJ<br>（46 kcal） | 2% |
| 蛋白质 | 3.2 g | 5% |
| 脂肪 | 1.5 g | 3% |
| 糖类 | 4.8 g | 2% |
| 钠 | 45 mg | 2% |
| 钙 | 120 mg | 15% |

# 十四、坚果中也有"维稳"血脂的卫士

坚果包括树坚果类的核桃、腰果、开心果、杏仁、松子、榛子、栗子、白果，以及种子类的花生、芝麻、葵瓜子、南瓜子、西瓜子、莲子、芡实等。从营养特点上区分，这些坚果可以分为富含油脂类和淀粉类。其中栗子、白果、莲子和芡实淀粉含量较高，其余的都富含油脂。

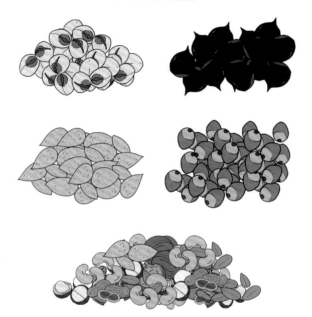

　　坚果含有多种不饱和脂肪酸、矿物质、维生素 E、B 族维生素、植物甾醇和膳食纤维。大部分坚果的脂肪酸中单不饱和脂肪酸和多不饱和脂肪酸比例大致相当，核桃、松子、榛子、葵瓜子仁、西瓜子仁中多不饱和脂肪酸含量较高。单不饱和脂肪酸有降低血胆固醇、三酰甘油和低密度脂蛋白，升高高密度脂蛋白的作用。多不饱和脂肪酸中的亚油酸和 α−亚麻酸是人体的必需脂肪酸，具有调节血脂平衡的作用。研究表明，机体内的低密度脂蛋白只有经氧化后才致动脉粥样硬化，坚果所含的维生素 E 对不饱和脂肪酸起到较强的抗氧化作用，可阻挡低密度脂蛋白与氧的结合。植物甾醇起着有效维持体内胆固醇平衡的作用。

坚果含有的膳食纤维在促进排便的同时还能促进胆固醇的排泄，从而降低血浆胆固醇水平，尤其是降低低密度脂蛋白胆固醇，膳食纤维还能够与胆汁酸等脂类物质结合，减少人体对胆固醇的吸收。坚果所含的这些营养素在调节血脂、抗氧化、降低心血管疾病发生危险方面具有重要作用。坚果是膳食的有益补充，每周应保证食用适量的坚果。

许多坚果在口中越嚼越香，休闲娱乐时不在意就会吃掉很多。坚果是高能量食品，这时如果不减少一些主食量，就会使一天的总能量摄入过多，导致能量过剩。所以建议每周摄入坚果 50~70 g，一般每日 10 g 左右（果仁部分的重量）。相当于带壳葵花籽 20~25 g（约一把半），或者花生 15~20 g，或者核桃 2~3 个，或者栗子 4~5 个。

需要注意的是最好食用原味的坚果。选购时

仔细阅读食品标签和食物成分表，尽量不选购加工过程中带入较多盐、糖、油脂的坚果。

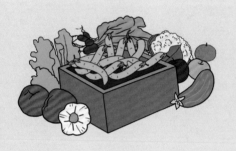

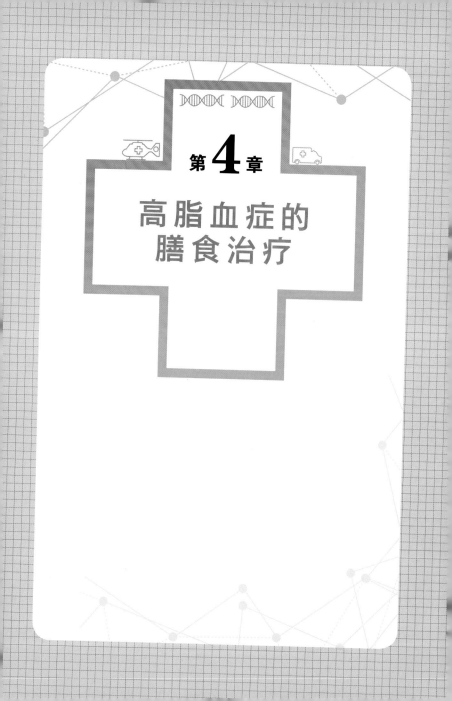

第 **4** 章

# 高脂血症的膳食治疗

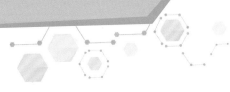

# 一、想降低血脂，要先定个"合理"的目标

人不能不吃饭，血脂高了更要"讲究"地吃，膳食治疗的目标是通过合理安排一日膳食中各类食物的种类和数量，并长期保持规律科学的膳食结构将血脂水平控制在正常合理的范围内。

一旦出现血脂异常，就应根据异常血脂指标，采取增加有利因素和减少不利因素的措施以改善血脂水平。

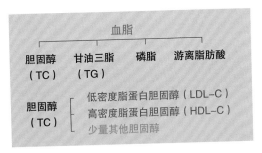

膳食治疗是生活方式综合干预的其中一种手段，长期坚持才有促进健康的作用。

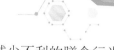

（1）减少不利的膳食行为因素：如油煎油炸食物、糖果、含糖饮料，一次性过量摄入坚果、过量饮酒等。

（2）增加有利的膳食行为因素：如粗杂粮、薯类、新鲜蔬菜，适量吃水果、规律适度锻炼等。

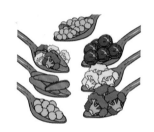

## 二、目标有了，再定一个"有原则的行动计划

不论你是否服药，都要从生活方式上进行调整改变才能使控制效果更加明显，如控制饮食、增加运动、减轻体重、戒烟限酒等。

膳食治疗属于高脂血症的非药物治疗方式中最关键的，可以有效降低血浆三酰甘油、血浆胆固醇、血浆低密度脂蛋白胆固醇水平，还可以控制体重、血糖，恢复胰岛功能等。

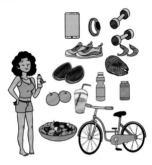

　　膳食治疗应该根据血脂异常的类型和水平高低遵循相应的治疗原则，具体如下：

　　1. 给三酰甘油高的朋友6点膳食行动建议

　　（1）适当少吃几口，控制膳食的总热量，维持自己的理想体重。

　　用你的实际身高（cm）减去105，得到理想体重（kg），如果你在理想体重±10%的范围内，那么你的体重属于理想的状态，如果超过10%说明你的体重超标，控制总热量势在必行。保证每日所吃的食物种类丰富，数量合理，均衡搭配，使食物供给的热量以维持自身的理想体重为宜。

　　（2）淀粉类食物要适量，少吃含糖食品。

　　糖类是为人体提供热量的营养素来源，包括淀粉、食用糖等。淀粉主要存在于谷类中，尤其在精白米面中的含量达 70%～80%，如果以精白米面为基础的加工食品再添加了食用糖（白砂糖、蔗糖、麦芽糖、红糖、蜂蜜等）则属于高糖食品。高糖食品如果不限制摄入量，会使体内无法消耗的多余糖自动转化成脂肪在身体内储存，同时增加了三酰甘油升高的风险。因此，饮食中应适当限制精白米面、加工的含糖点心和含糖饮料的摄入。

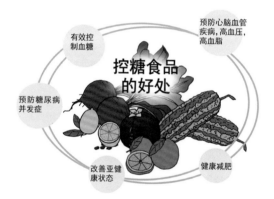

（3）别再盯着含脂肪高的食物，适当节制让血流轻松。

我们中绝大多数的人喜欢或曾经喜欢脂肪高的食物，因为它们的色香味形都能轻易刺激到我们的食欲，当你放任自己吃够了高脂肪食物后，摄入的脂肪除了参与提供身体所需部分能量而被消耗外，未被消耗的脂肪有的游离在血液中，有的储存于脂肪细胞内，不但增加了血液的黏稠度还增加了脂肪细胞的体积。建议每日脂肪的摄入量要控制在总能量的30%以下，不吃肥肉、荤油和油炸食物，改变需要消耗较多烹调油的烹饪方法，让血液轻松流动。

（4）控制含胆固醇高的动物性食物和油炸类零食。

虽然三酰甘油与胆固醇是不同的血脂类型，为了避免脂肪在血液中的代谢受到影响，即使你的血胆固醇正常，还是要适当减少吃动物内脏的频率和数量，喝低脂奶或脱脂奶等。

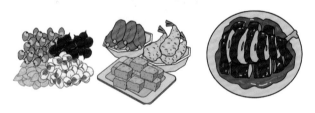

（5）酒虽好，却不利于降脂，能避就避。

有证据表明即使少量饮酒也会引起高三酰甘油症病人的血浆三酰甘油水平进一步升高，因此，避免饮酒有助于控制三酰甘油水平，尤其是"豪饮白酒""啤酒狂欢""红酒干杯"等行为都不宜。

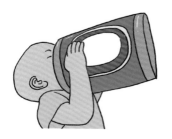

　　（6）降血脂妙招，增加血管和肠道的"清道夫"——膳食纤维。

　　膳食纤维主要存在于植物性食物中，如蔬菜、豆类和谷类的麸皮中，每日摄入足量的膳食纤维可以帮助清除血管壁上和肠道的脂肪，同时增加饱腹感，有助于减少因限制高脂肪食物和高糖食品摄入而造成的饥饿感。

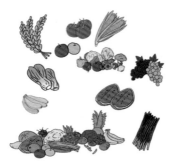

**2. 给高胆固醇血症的朋友 4 点膳食行动建议**

（1）吃肉要量化，尤其是"四条腿"的动物肉和内脏。

胆固醇绝大多数来源于动物性食物，植物性食物中不含胆固醇，减少高胆固醇的动物性食物可以减少体内胆固醇的外源性来源。

（2）用含不饱和脂肪酸的食物替换饱和脂肪含量多的食物。

越来越多的研究结果证明血浆胆固醇水平受饮食中饱和脂肪摄入量的直接影响，饱和脂肪摄入越多，血浆胆固醇升高越明显。因此要想控制血浆胆固醇水平，应避免或少吃含饱和脂肪高的食物，改用等量的含不饱和脂肪的食物替代，如全脂牛奶换成脱脂牛奶，荤油换成素油，肉皮肥肉换成瘦肉、坚果等。

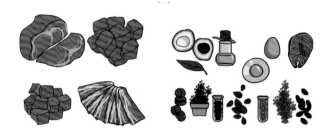

（3）合理补充维生素 A 和维生素 E。

由于限制动物性食物的摄入，会引起脂溶性维生素的摄入相应减少，为了预防病人出现脂溶性维生素的缺乏，应在医师或营养师的指导下合理补充维生素 A 和维生素 E。

（4）适当增加富含膳食纤维的豆类、蔬菜和水果。

植物固醇和水溶性膳食纤维具有清除血管壁堆积的胆固醇作用，增加摄入量可有效降低血浆胆固醇水平，因此每日适当增加富含植物固醇和水溶性膳食纤维的豆类、蔬菜和水果。

3. 给混合型高脂血症（即高三酰甘油＋高胆固醇）的朋友 4 点膳食行动建议

（1）要维持理想体重，不能不控制膳食的总热量。

膳食的总热量要控制在合理范围内，可以减少内源性三酰甘油的生成，有利于控制血浆三酰甘油的水平。

（2）尽量不要吃油腻食物和加糖食品。

膳食中脂肪和糖类的摄入量越多，血浆三酰甘油水平升高越明显，尤其是当病人摄入较多的饱和脂肪和食用糖后。所以限制膳食中含脂肪高的食物和加糖食品的摄入有利于控制血脂水平，如荤汤、油炸食物、高油烹饪菜肴、加糖饮料、加糖点心、糖果等。

（3）不光少吃油，还要少吃肥肉和内脏。

因摄入饱和脂肪会明显升高血浆胆固醇水平，只有限制含饱和脂肪高的食物摄入才能更好地将胆固醇控制在合理范围内，如肥肉、肉皮、内脏等。

（4）适当增加豆制品、新鲜蔬菜和水果。

对于混合型高脂血症的病人来说，多吃一些含膳食纤维和植物固醇的植物性食物有利于控制血浆三酰甘油和胆固醇的水平，如大豆制品、新鲜的蔬菜以及水分高甜度低的水果等。

# 三、膳食治疗一段时间后要观察疗效

为了降低血脂，不少人往往会选择控制饮食中容易影响血脂的食物，比如脂肪多的食物，但是却因为没有得到营养师的正确指导，对自己过于严苛，使自己不但没有很好地把血脂控制下来反而出现了除血脂异常以外血红蛋白水平低下和血尿酸水平升高的情况。所以，在控制血脂的同时也要注意饮食中均衡的营养搭配，并监测自身的营养状况评估指标。

您可以从以下几个方面来评估自己的营养状况：

## 1.体型是否正常

通过膳食治疗，应该维持理想体重，保持正常体型。维持理想体重的前提是保证摄入的能量在合理范围内并维持。

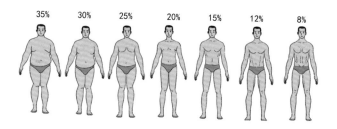

## 2. 内脏脂肪是否正常

内脏脂肪可是一个隐藏的"富豪"，它盘踞在人体的内脏器官上，让你不知不觉肚子就大起来变成名副其实的"富得流油"。怎么能知道自己的内脏上有多少脂肪呢？医院的常规体检中往往看是否"脂肪肝"，但那只是一个脏器，要准确地知道自己的内脏脂肪，可以通过采用生物电阻抗原理进行测量的体成分仪器测定身体"内脏脂肪面积"的数据，表示体内各脏器（心、肝、脾、肺、肾等）上脂肪分布的面积大小来评估慢性疾病发生的风险性。正常人的"内脏脂肪面积"应小于 100 cm²，如果超过了 100 cm² 意味着慢性病风险增加。

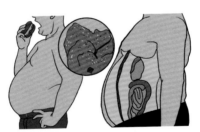

## 3. 血脂水平控制是否合理

既然是高血脂，那么定期监测血液生化检测项目中三酰甘油、总胆固醇、低密度脂蛋白胆固醇、

高密度脂蛋白胆固醇和脂蛋白 LP（α）等指标的水平，看看是否在合理范围内，检验治疗控制的效果。（表 4-1）

表 4-1　血脂检测项目

| 项目 | 主要检查内容 |
| --- | --- |
| 血脂 | 总胆固醇（TC） |
| | 甘油三酯（TG） |
| | 高密度脂蛋白胆固醇（HDL-C） |
| | 低密度脂蛋白胆固醇（LDL-C） |
| | 载脂蛋白 A1（ApoA1） |
| | 载脂蛋白 B（ApoB） |

### 4. 身体蛋白质水平是否正常

为什么除了血脂还要看"身体蛋白质"？因为不少人在控制脂肪摄入的时候会"吃素多吃肉少"，结果一段时间下来，血脂降了，蛋白水平也低了，引起免疫功能下降，所以要定期监测血液生化检测项目中总蛋白质和白蛋白水平，看看是否在合理范围内，预防严苛的膳食控制造成的低蛋白血症等蛋白质营养不良现象。

如果缺少蛋白质，我们的身体会怎样？

消化吸收不良，腹泻！肝脏不能维持正常结构与功能可

逐渐出现肌肉萎缩！伤口不易愈合！

儿童时期出现骨骼生长缓慢，智力发育障碍！

抵抗力下降！

逐渐形成营养性水肿！

极端严重时可能导致死亡！

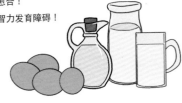

### 5. 血尿酸水平是否正常

由于部分病人为了控制血脂而减少含脂肪的食物摄入，用豆制品来替代肉类食物，认为豆制品脂肪低可以多吃一些，过量食用 1～2 个月后出现"血尿酸水平升高"。因此，在膳食治疗的同时定期监测"血尿酸"水平很重要，可预防痛风的发生。

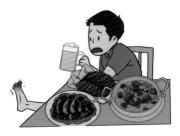

### 6. 是否存在微量营养素缺乏的临床表现

高脂血症的膳食治疗原则要求适当限制膳食中的热量、脂肪等营养素，部分人没有把握"适

当限制"的原则而严格控制自己的饮食，使饮食种类"单一化"，造成了维生素、微量元素等微量营养素的食物来源不足出现相对缺乏的临床表现，如维生素 C 缺乏引起的牙龈出血、维生素 $B_2$ 缺乏引起的口角炎和口腔溃疡、维生素 A 缺乏引起的暗适应能力下降或夜盲症、铁缺乏引起的贫血、锌缺乏引起的食欲不振等。这些现象也属于"营养不良"，因此需要在饮食治疗时注意食物种类的多样化和数量的合理性，必要时口服适量的维生素和微量元素补充剂。

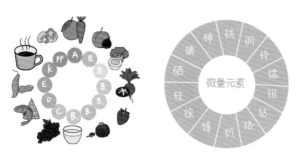

## 四、高脂血症都是吃出来的

从高脂血症的病因分类上看，有原发性高脂血症和继发性高脂血症两种，大部分原发性高脂血症的发生和家族遗传有关，涉及"基因突变"（这里不详细阐述），而继发性高脂血症则是由其他疾病所引起的血脂异常，如肥胖、糖尿病、肾病综合征、肝脏疾病、多囊卵巢综合征等。

不论是原发性还是继发性的高脂血症，都与不良生活方式有明显的关系，且它们之间相互影响的关系已被多方研究和临床专家所证实。如经常摄入高能量、高脂肪和高糖饮食，过度饮酒，缺乏锻炼，不良情绪等因素都是高脂血症的不利影响因素。因此，在病因治疗的基础上配合生活方式干预疗法，采用科学的饮食治疗、合理的身体锻炼、调节情绪等方式可以明显提高治疗效果。

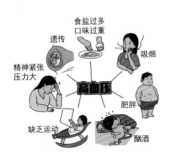

饮食中对高脂血症的影响因素非常多，有些是大家都熟知的，也有些是因为不知而被忽略的。下面就给大家举例二三，瞧一瞧是否存在这样的

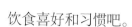

饮食喜好和习惯吧。

### 1. 常见的高能量、高脂肪食物

油炸食物（不论是动物性原料还是植物性原料，只要用油炸的方式就一定是高能量、高脂肪）排首位，因为高温油炸能迅速减少食物中的水分，使油分子进入到食物中，即使是土豆、红薯一类的植物性食物经过油炸后，除了大量的油脂、少量老化的淀粉和变性的蛋白质以外不再有其他营养素了，如炸薯条／薯片、炸洋葱圈、炸麻花、炸年糕、炸鸡、炸猪排／鱼排、炸鱿鱼等。其次是卤制或烧制的带皮肉类，如卤蹄膀、红烧带皮五花肉、卤鸡爪等。卤和烧虽然是水熟法几乎不用油烹调，但这些食物本身含有较高的脂肪，经烹煮后脂肪不会有明显的减少，加上"美味""体积小""肉少"等主观判断而不知不觉多吃，累积下来的能量和脂肪也是比较可观的。还有奶油蛋糕／黄油面包／曲奇／甜爆米花等一类甜食，因为奶油、黄油都属于动物油脂，含较高的饱和脂肪，加工时还添加了食用糖，也自然属于高能量、高脂肪和高糖食物。

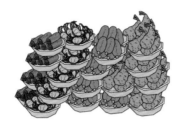 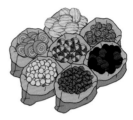

## 2. 易被忽视的高能量、高脂肪食物

有一些食物带有"素"字，就会让不少人产生"清淡、不油腻、低脂肪"的错觉，如素烧鹅、素烧鸡、素鲍鱼等，这些食物常出现在"斋菜"的食谱中，可真的吃起来还是能明显感觉到满嘴的油腻感。为什么呢？因为这些食物本身是选用植物性食物，常以豆制品和魔芋制品为主，因其本身味道平淡所以在制作时总会加以植物油采用油炸、油煎的方式进行处理，无形中将其变成了高能量、高脂肪食物。还有一种目前比较流行的"麻辣香锅"，它的特点是自由挑选多种食材经过混合炒制形成"具有川香风味的特色美食"。可这样的美味是把所有的食材先"过热油"后再加重料炒，使炸过以后的食材更容易吸收酱料汁入味，通过味觉刺激使得人们多吃。另外，"牛油火锅"吃的时候会配合"芝麻酱／花生酱""蒜

泥麻油"等含脂肪高的酱料，这一顿火锅吃下来，食材上沾过的牛油、含油酱料也是属于高脂肪。

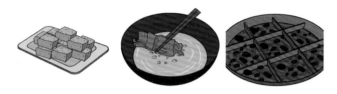

### 3. 纯能量食物

营养素中能提供能量的有糖类（前面提到过的淀粉、食用糖等）、脂肪（动物性、植物性油脂）、蛋白质（瘦肉蛋类、鱼虾和豆制品中较多）和酒精（各类酒中都有），其中脂肪和酒精的能量系数最高，是糖类和蛋白质的 2 倍以上。因此以酒精和脂肪为主的食物其能量也非常高，如高度白酒、炸花生米、琥珀核桃仁、炭烤腰果等。

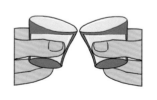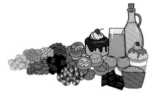

# 五、血脂高了要合理安排饮食

不论您是什么类型的高脂血症都应该进行膳食治疗，合理安排膳食要遵循定时定量、均衡营养、增加有利因素、避免或减少不利因素的原则。不同类型的高脂血症在膳食安排上有一些区别，具体如下。

## 1. 高三酰甘油血症的膳食安排建议

（1）每日的主食应粗细搭配：在主食中增加粗杂粮，如荞麦、燕麦、莜麦、糙米、高粱米或者研磨的粗杂粮粉等，与精白米面搭配食用，可以增加膳食纤维和多糖类物质，有效降低三酰甘油的合成。建议搭配比例为细粮∶粗粮＝（1～2）∶1。

（2）增加菜肴中蔬菜的摄入量：蔬菜低能量的同时富含膳食纤维、多种维生素和矿物质，每一餐中至少摄入 2～3 拳头大小的蔬菜，尤其是深色蔬菜要占所有蔬菜摄入量的一半为宜。适当采用生拌、烫煮、少油快炒等方式烹调，既增加饱腹感又能减少能量的摄入。

（3）每日摄入适量的精瘦肉或鱼虾：瘦猪肉、瘦牛肉和鱼虾类食物具有高蛋白质、低脂肪的特

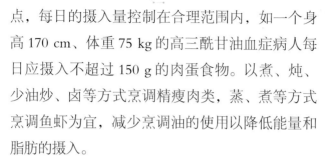

点，每日的摄入量控制在合理范围内，如一个身高 170 cm、体重 75 kg 的高三酰甘油血症病人每日应摄入不超过 150 g 的肉蛋食物。以煮、炖、少油炒、卤等方式烹调精瘦肉类，蒸、煮等方式烹调鱼虾为宜，减少烹调油的使用以降低能量和脂肪的摄入。

（4）每日饮用低脂奶或脱脂奶：高脂血症病人不论饮鲜奶还是酸奶，都应以低脂或脱脂为宜，鲜奶本身含有乳糖一般不会添加食用糖，酸奶则要选择无蔗糖或白砂糖的品种。

（5）合理摄入适量豆制品：豆制品有利于控制血脂。推荐食用的豆制品种类有嫩豆腐、老豆腐、原味豆腐干、千张等，每日摄入量豆腐 150~250 g，豆腐干 / 千张 50~100 g。不推荐食用油炸素鸡、素烧鹅、油炸腐竹、油炸豆腐皮和市售包装调味豆腐干零食等豆制品。

（6）选用适宜的烹调方式：建议以蒸、煮、炖、煨、拌等方式烹调菜肴，避免过多烹调油的使用，不吃猪油、牛油、黄油、奶油等动物性油脂。

（7）合理选择零食：高三酰甘油血症的病人要限制脂肪和食用糖的摄入，应避免吃油炸小零食、烘焙的奶油蛋糕、黄油饼干、大量坚果和含糖饮料。

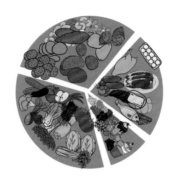

**2.高胆固醇血症的膳食安排建议**

（1）食物多样化，谷类为主：主食要粗粮和细粮合理搭配，增加膳食纤维和B族维生素的摄入。

（2）多吃蔬菜、水果和薯类：每日摄入多品种的蔬菜、水果和薯类，特别是深绿色、黄红色的，增加膳食纤维、维生素C、胡萝卜素等。洋葱和大蒜类含有硫化物，菌类尤其是香菇和木耳含有多糖类物质，可有效降低血浆胆固醇。

（3）经常吃鱼、禽、瘦肉，不吃肥肉和荤油：鱼、禽、瘦肉脂肪含量较低，可作为日常动物性食物的选择。肥肉和肉皮含有较多的饱和脂肪酸，食用后容易升高血浆胆固醇，所以尽量不吃。每日鱼禽、瘦肉的建议摄入量不超过 150 g。鸡蛋含有较高的优质蛋白质、卵磷脂和维生素 A，而蛋黄中的胆固醇对血浆胆固醇的影响没有饱和脂肪酸明显，所以建议根据血胆固醇的升高程度摄入适量的鸡蛋，轻度升高者每日最多摄入一个鸡蛋，中度以上者每周 3～4 个鸡蛋，以蒸、煮、炖、烧汤等方式为宜。

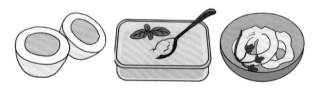

（4）少吃动物内脏：动物的肝、肾等常作为食材出现在餐桌上，但因为其既含有胆固醇又含有饱和脂肪酸，所以对血浆胆固醇的影响比较明显，应减少摄入频率和数量。建议每月摄入 1～2 次。

（5）喝低脂奶或脱脂奶：牛奶中的脂肪为饱和脂肪酸，且 100 mL 牛奶中含有 3 g 以上的脂肪，250 mL 牛奶就是 8 g 的脂肪，因此喝低脂奶或脱脂奶，可以减少饱和脂肪的摄入。

（6）正确选择零食：三顿正餐吃过后如果有

饥饿感，可在两餐之间加餐，建议选择可生食的新鲜蔬果、低脂无糖酸奶和苏打饼干。不推荐食用黄油饼干、奶油点心、油炸膨化食品、爆米花等。

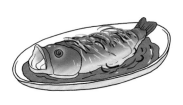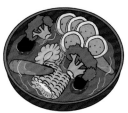

### 3. 混合型高脂血症病人的膳食安排建议

参照高三酰甘油血症和高胆固醇血症的膳食安排建议。

# 六、高脂血症病人的饮食宜忌

### 1. 高脂血症病人可以多吃的食物

（1）粗杂粮：糙米、荞麦、燕麦、高粱、玉米、红豆、绿豆、莜面等都属于粗杂粮。

（2）薯类和根茎类：红薯、土豆、山药、南瓜、胡萝卜、慈菇等。

（3）新鲜蔬果：大白菜、圆白菜、白萝卜、菠菜、青菜、生菜、苋菜、空心菜、西蓝花、花椰菜、西红柿、黄瓜、芦笋、瓠子、青椒等。

（4）菌藻类：香菇、木耳、平菇、茶树菇、蘑菇、草菇、银耳等。

（5）大豆制品：鲜豆腐、白／卤豆腐干、无糖豆浆、千张、腐竹等。

（6）其他：绿茶、红茶等。

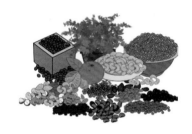

**2. 高脂血症病人可以适量吃的食物**

（1）鱼、禽、瘦肉类：青鱼、鲢鱼、白鱼、黄鱼、带鱼、对虾、河虾；去皮鸭肉、鸡脯肉、鸽子肉；瘦猪肉、瘦牛肉、兔肉等。

（2）蛋类：鸡蛋、鸭蛋、鹌鹑蛋、鸽子蛋、咸鸭蛋等。

（3）奶制品：低脂奶或脱脂鲜奶、低脂无糖原味酸奶、低脂原味奶酪等。

（4）坚果类：南瓜子、杏仁、栗子、水煮花生等。

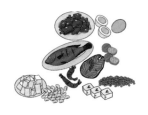

### 3.高脂血症病人要少吃的食物

（1）含饱和脂肪多的食物：肥肉、肉皮、动物内脏、浓肉汤、动物奶油、人造黄油、用棕榈油或椰子油炸的食物（快餐店薯条、炸洋葱圈、炸薯片）、黄油饼干、牛油火锅、牛奶巧克力等。

（2）含糖高的食物：含糖点心、果酱、可乐、雪碧、含糖果味饮料等。

（3）油脂多的菜肴：糖醋里脊、松鼠桂鱼、川味水煮肉片／鱼片、油焖大虾、油焖茄子、炸鸡排／鱿鱼／猪排、牛油火锅、麻辣香锅、红油卤肉、炸臭豆腐等。

（4）坚果类：腰果、夏威夷果、松子、榛子、核桃、油炸花生米、油炸蚕豆等。

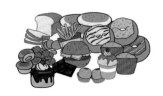

# 七、高脂血症病人健康吃荤菜

## 1. 荤菜的种类

荤菜常指动物性食物，是人体优质蛋白质的主要来源，主要包括畜肉类、禽肉类、水产类、蛋类、奶及其制品。

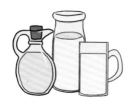

## 2. 选用荤菜数量

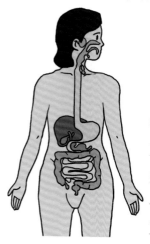

高脂血症病人摄入蛋白质占总热能的 15%~20% 为宜，成人按 1.0~1.2 g/kg 摄入。

按 2014 年《中国胆固醇教育计划血脂异常防治指南》建议：每日摄入荤菜，禽肉类及水产类 40~75 g/d，蛋类 40~50 g，奶类 250 mL/d，大豆 30 g/d。具体实施如下：

（1）瘦肉类：建议 45~75 g/d。瘦肉是指瘦牛肉、瘦猪肉、瘦羊肉，去皮的鸡肉、鸭肉、鱼类等。慎用肥肉、加工的纯肉制品如香肠、肉丸，因为其中的饱和脂肪含量较高，多食会让血脂升高；而鱼籽、虾籽、蟹黄、鱿鱼、动物内脏胆固醇含量高，多吃会导致血胆固醇高。

（2）蛋类：对于血胆固醇不高者，每日可食用鸡蛋或鸭蛋 1 个，而对胆固醇高者，建议每周食用 3~4 个鸡蛋。

（3）奶类：建议每日食用 250 mL 牛奶或酸奶，等量低脂牛奶其脂肪含量是全脂奶的 1/2，由此，高脂血症者选用低脂奶、低脂酸奶或脱脂奶更为适宜。

（4）大豆类：指黄豆、黑豆及其制品（如豆腐、豆腐干、千张等）。大豆不仅含有 35% 左右的蛋白质，还含有大豆磷脂、膳食纤维，后两者有助于降低血脂，是高脂血症者补充蛋白质的好选择。每日食用黄豆 30 g，或选用豆腐 100~150 g，豆腐干 75 g。

3. 烹调荤菜的技巧

（1）以蒸煮食物为主：同一食物由于选用不

同的烹调方法，其中含有的脂肪也不同。

油煎炸食物脂肪量比蒸、煮、卤食物明显增加。如 100 g 卤鸡脂肪为 7.9 g，而 100 g 炸鸡的脂肪为 17.3 g。所以建议高脂血症病人食用以清蒸、清炖煨、白灼、清水汆方法为主的荤菜，如清蒸鱼、清炖鱼汤、白灼虾、清汆肉片、红曲焖肉、瘦型盐水鸭等。慎用熏鱼、烤鸡、烤鸭、油煎蛋、油爆虾等，以减少油脂的摄入，有助于降低血脂。

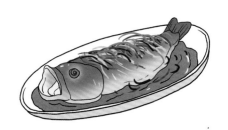

（2）动植物荤素混搭：畜肉类如猪肉、羊肉含有的脂肪较多，尤其饱和脂肪较多，但与植物蛋白如豆腐、豆腐干混搭后食用，蛋白质互补，利用率提高，可以减少动物蛋白摄入量，减少脂肪的摄入，同时大豆及其制品中的大豆磷脂及膳食纤维有助于降低血脂。

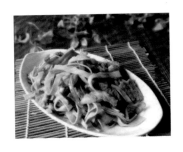

（3）荤菜与蔬菜搭配：蔬菜如韭菜、芹菜、豆芽等都含有丰富的膳食纤维，膳食纤维可在肠道中吸收大量水分，增加肠腔体积，刺激肠壁神经，以加快肠蠕动，使得荤菜中的油脂吸收量减少，有助于降低血脂。

另外，蔬菜中的西蓝花、紫包菜含有的花青素，番茄中含有的番茄红素，它们均有助于降低血脂，这些蔬菜与荤菜混搭食用，不仅口味好，颜色丰富，对于降低血脂也有很大的帮助。

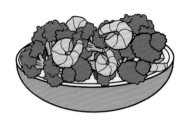

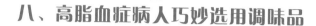

# 八、高脂血症病人巧妙选用调味品

### 1. 调味品定义

调味品,指能增加菜肴的色、香、味,促进食欲,有益于人体健康的辅助食物。老百姓开门不忘"柴、米、油、盐、酱、醋、茶、糖、酒",其中酱、醋、茶、糖及葱、姜、蒜、芥末、辣椒、肉桂、花椒给饮食带来了多种口味,巧妙选用调味品不仅丰富了食物的口味,还有助于降低血脂,有助于健康。

### 2. 苦味调味品——茶

我国产茶、饮茶历史悠久,古代文献中就有茶可"解油腻、去人脂"的记载。清代《本草备急》则说,饮茶能解酒食、油腻烧炙之毒,利大小便,多饮消脂。

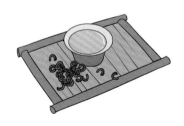

茶的品种很多,根据茶的发酵程度不同可分为非发酵茶(绿茶)、半发酵茶(乌龙茶)、发

酵茶（红茶）和后发酵茶（普洱茶）等。茶叶因为不同的发酵程度其含有的多酚类物质也不尽相同。绿茶中主要含有茶多酚，红茶主要含有茶色素多酚。

现代研究表明：茶多酚、茶色素具有减低血胆固醇、三酰甘油及低密度脂蛋白的作用。茶多酚能够有效抑制肠道对脂质的吸收，减少血清中胆固醇的积累；还有抗氧化和清除自由基的作用，抑制体内脂质的过氧化进程，对抗自由基和过氧化脂质对血管内膜的损伤，防止动脉粥样硬化的形成和发展。茶碱具有利尿、预防肾结石的形成、降低胆固醇的作用。一些维生素和微量元素具有保护血管、预防高血压和动脉粥样硬化的作用。随着人们对茶叶的不断深入研究，现代食品加工的不断进步，现已研发出绿茶粉包，可以加入米粥、汤羹、菜肴中，如绿茶芽炒虾仁、红茶炒鸡片、抹茶奶、抹茶饼、红茶乳等，方便又有助于健康的茶产品。

### 3. 咸味调味品——盐

古时称为盐，可谓"百味之祖""食肴之将""国之大宝"。

盐是人们生活中必不可少的调味品，食物中咸味的来源是食盐，也就是氯化钠，食盐中的钠元素及氯元素是人体中必不可少的元素，人体内细胞代谢、维持水、电解质平衡、肌肉收缩等新陈代谢活动都少不了盐的作用。然而，摄入食盐过多，易使血压增加，持续血压增加，易发生血管内皮受损，发生血管动脉粥样硬化概率增加，发生冠心病、脑卒中的风险上升，由此，中国营养学会 2013 年推荐国人每日食盐摄入量为 5 g。这有助于降低动脉粥样硬化的风险。

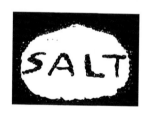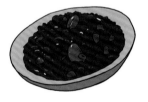

除了食盐为咸味，还有各色的酱油、酿制酱（如豆瓣酱、豆豉、沙茶酱、辣椒酱、番茄酱）均含有一定量的盐成分（氯化钠），1 g 盐相等于 5 mL 酱油，由此酱油也不可过多食用。

再者味精、鸡精味道咸鲜，也是烹制菜肴时

常用提鲜剂。1 g 食盐相等于 2 g 鸡精，由此，这类调味品也不可多用。

### 4. 酸味调味品——醋

醋是以高粱、大米、大麦、豌豆、麸皮等粮食作物为原料，配以一定大曲、醋酸菌等发酵源，加入水，在一定温度时间内的发酵产品。食醋里酸中带着醇香，深受民众的喜爱，是我国民众喜爱常用的调味品之一。

我国四大名醋有：山西老陈醋、镇江香醋、福建永春老醋、四川保宁醋。

近年我国一些制醋企业又相继开发用水果或干果如苹果、柿子、红枣等发酵为水果醋，也有将红曲等物品加入食醋的酿造过程中，酿制成红曲功能醋，随着现代人生活水平的提高及生活节奏的加快，人们越加追求健康、方便的食品，近年我国一些制醋企业又开发出食醋类的方便产品如醋蛋、醋粉、醋泥冻干粉等。

食醋及食醋产品中含有丰富营养物质，如有机酸（醋酸，乳酸，琥珀酸等）、氨基酸（如亮氨酸、谷氨酸、缬氨酸等）、矿物质（如钙、镁、铁、锌、锰等），还含有黄酮多酚、烟酸、红曲等对人体

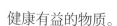

健康有益的物质。

食醋中的烟酸有助于降低三酰甘油及胆固醇；食醋中的黄酮多酚可阻止低密度脂蛋白胆固醇的氧化合成，以阻止血管动脉粥样硬化的形成；食醋中的红曲内含天然的降低血脂的他丁药物成分，有助于降低胆固醇的合成。

有报道：每日饮用 30 mL 食醋，或用食醋烹制菜肴食用 3～6 月后，血浆胆固醇可下降 9.5%，经常食用食醋品，有助于降低血浆三酰甘油、胆固醇浓度。

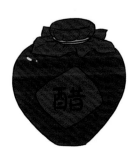

### 5.辛香味调味品

研究表明：常用的辛香味调味品中姜、蒜、咖喱有助于降血脂的作用。

（1）蒜：蒜是国人常用的调味品，蒜蓉焖虾、蒜香茄子、蒜泥油麦菜，糖醋蒜都不乏大蒜的身影。大蒜不光能杀菌提香，还有协助降低血脂的作用。大蒜中含有许多含硫物质，如大蒜素、二烯丙基二硫化合物、二烯丙基三硫化合物、烯丙基硫醇，研究表明这些大蒜中的活性物质，具有降低胆固醇的吸收，抑制胆固醇的合成，促进胆汁酸及胆固醇的排泄，起到了降低血脂的作用。

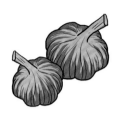

（2）姜：生姜是烹调菜肴不可缺少的辛香配料，是人们非常喜爱的调味品。在食物中的应用，由于生姜具有特殊香辣味，既可当作菜肴食用，也可作烹调菜肴的调味剂。在肉类烹调中，加入生姜或其制品，对肉类有增味、嫩化、去腥、增鲜、添香、护色、清口等作用。

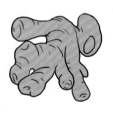

生姜主要含有姜辣素（姜油酚、姜油酮、姜烯酚和姜醇）等物质，研究表明：这些物质具有促进肠道胆汁酸的排泄，降低血脂作用。

（3）咖喱：现代饮食中不乏有咖喱鸡、咖喱牛肉、咖喱饭的出现，咖喱不仅美味，而且有益健康，咖喱的主要成分是姜黄素，研究表明，姜黄素具有降低肠道对胆固醇的吸收，同时还可加快体内胆固醇的代谢，具有降低血胆固醇、三酰甘油的作用。

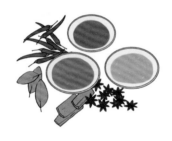

### 6. 甜味调味品——糖

糖也是我国大众常用的调味品之一，尤其江南地带人们除喜爱甜食如汤圆、年糕、梅花糕、糯米糖藕外，在烹饪制作菜肴中如油焖笋、红卤香菇、红烧肉、板栗烧鸡等每每添加糖，使得菜肴褐色中泛出光亮，咸鲜带甜，口齿留香。然而摄入糖过多，对血脂有何影响呢？

日常生活中大众常用的甜味调味品有：食糖（包括白糖、红糖）、蜂蜜、冰糖等。白糖又分为白砂糖、绵砂糖，均由葡萄糖链接而成，蔗糖是由 1 分子葡萄糖和 1 分子果糖结合而成，而红糖中加有铁元素，使之颜色发褐色；蜂蜜中含有果糖 39%、葡萄糖 34%、蔗糖 8%，有机酸、多种酶、多种维生素和矿物质等。

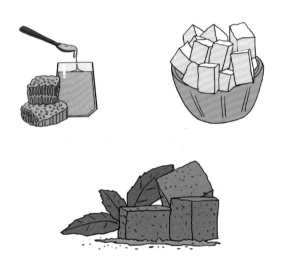

人体摄入的白糖、红糖、蜂蜜等产品，进入体内被分解为葡萄糖经小肠吸收进入血液成为血中葡萄糖，也是我们常说的血糖，血糖一部分进入细胞如脑细胞、红细胞、肌肉细胞，产生能量，提供给细胞所用，而一部分血糖进入肝细胞转化

为肝糖原储备起来，多余的葡萄糖在肝脏酶的作用下转化为三酰甘油、脂肪酸等脂肪成分，一方面沉积于肝脏，增加脂肪肝的发生风险，另一方面多余的三酰甘油、脂肪酸进入血液内随血流进入四肢皮下、腹部皮下、器官周围，脂肪沉积相应的部位，发生血脂升高、全身肥胖、腹部肥胖、动脉粥样硬化的风险加大。

研究表明：能量摄入过多，摄入糖过多，发生血脂升高的风险明显上升。中国营养学会制定的《中国居民膳食指南（2016）》推荐，每日添加糖的摄入量不超过 10 g，由此在日常生活中应适当选用糖制品，切不可过多。

# 九、饮酒对血脂的影响

## 1. 酒的分类

中国酿酒业历史悠久，酒的品种很多，一般按照酿造方法和酒度可将酒分为发酵酒、蒸馏酒和配制酒。

（1）发酵酒（酿造酒）：此酒只是将酒曲放

入加温消毒后的食物中经一定的温度及时间酝酿成的物品，如黄酒、葡萄酒、啤酒、果酒，另外，马奶酒、牛奶酒、酒酿等民间发酵，不经过蒸馏工艺的含酒精饮品也在此类中。

此类酒的特点是酒精含量低（乙醇含量低），一般酒精含量在 3%~18%（V/V）之间。发酵酒除了含有酒精外，还富含糖、氨基酸和多肽、有机酸、维生素、核酸和矿物质等，营养丰富。但其保质期短，不宜长期储存。

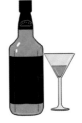

（2）蒸馏酒：此类酒是利用各种源流的发酵液或酒醅等，发酵后经蒸馏、冷凝工艺，提取其中酒精等易挥发新物质，再经过勾兑和陈酿等技术制成，如白酒、威士忌、白兰地、伏特加、朗姆酒等。

此类酒的特点是酒精含量高，一般在 30%~58%，酒中除酒精外，其他的均为挥发性成分，如醇类、酯类、醛酮类、挥发酸等，它的能量密度至少在 962 kJ（230 kcal）/100 mL 以上，却几乎不含人类必须的营养素。

此类酒蒸馏冷凝后的原酒，必需经长期陈酿 2~15 年以上，酒的芳香更强烈，致醉性强。

（3）配制酒：此酒的品种繁多，制作技术也极不相同。它以发酵酒（如黄酒、葡萄酒）或蒸馏酒为酒基，用混合蒸馏、浸泡、萃取的各种技术、工艺，混入香料、药材、动植物、花等组成，使之形成独特的风格。我国著名的配制酒有竹叶青、蛇酒、人参酒，鸡尾酒也属于此列，此类酒精含量 18%~38%。

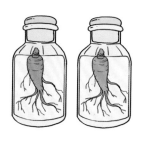

## 2. 酒的度数

酒及酒饮料中酒精的含量称为"酒度"。酒度的常用以下方法表达：

（1）容量百分比：以 %（V/V）为酒度，即每 100 mL 酒中含有的酒精毫升数。

（2）质量百分比：以 %（m/m）为酒度，即每 100 g 酒中含有的纯酒精的克数。

（3）按酒度，可分为低度酒、中度酒和高度酒。

低度酒：酒中酒精（乙醇）含量在 20%（V/V）以下的酒类，发酵酒在此类。

中度酒：酒中酒精（乙醇）含量在 20%~40%（V/V）的酒类，多数配制酒均在此类。

高度酒：酒中酒精（乙醇）含量在 40%（V/V）以上的酒类，各种蒸馏酒在此类。

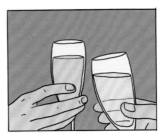

3. 酒精对血脂的影响

日常生活中我们常用的酒包括白酒、黄酒、红酒、啤酒。少量饮酒具有加速血液循环、活血化瘀、御寒、打通脉络等作用。中国人饮酒渊源，喜庆场合饮用酒，送别友人用之，更有著名唐诗"劝君更尽一杯酒，西出阳关无故人"的佳句流传至今。然而酒中存在的酒精，过多的饮用酒，会对机体血脂产生影响。

研究显示，酒中的酒精量 90%～95% 是进入人体的肝脏进行代谢的。酒精（乙醇）是一种产生能量的物质，1 g 酒精产生 29.3 kJ（7 kcal）的热能，摄入酒量过多即热能摄入过多，可在肝脏中转化为脂肪储存于肝脏变为酒精性脂肪肝。

另一方面，肝脏中的脂肪进入血液升高血浆血脂（高三酰甘油血症及高胆固醇血症），同时过多的饮酒增加肝细胞的负担，引起的肝细胞的代谢紊乱，产生过多自由基，对肝细胞坏死和纤维化、肝硬化的形成起到了推波助澜的作用。因此，饮酒应有个"度"。

### 4. 酒喝对了能养生

按照中国营养学会推荐：男性每日饮酒不超过 50 mL，女性不超过 25 mL。

按《2010 中国慢性病危险因素监测预报》，日常饮用酒的酒精含量：白酒 38%～52%，红葡萄酒 10%，黄酒 16%～18%，啤酒 4%。

酒中的酒精度数的计算公式为：酒精摄入量（g）= 平均每次饮酒量（mL）× 酒精浓度 ×0.8

研究显示，一般情况下，男性每日酒精摄入量在 50g 左右，其对血胆固醇及三酰甘油影响不明显，还具有升高高密度脂蛋白（又称好胆固醇，具有降低血脂，降低动脉粥样硬化的风险作用）的功效。

男性每周饮酒 4 次以上，每次白酒大于 250 mL（酒精浓度 35% ~ 60%），饮酒史 5 年以上者，其血胆固醇和三酰甘油、低密度脂蛋白水平明显升高，高密度脂蛋白下降，发生脂肪肝的风险显著增加。

5. 不同品种的酒对血脂的影响也不同

（1）白酒：每日饮用 50 mL 为宜。由于白酒的酒度高于 40%，产热量高 [ 热量至少 962 kJ（230 kcal）/100 mL 以上 ]，且无人类需要的营养成分，故称其成为"空热物质"，过多饮用使血脂增加。

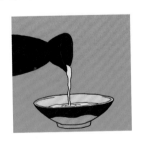

（2）红葡萄酒：中国营养学会推荐：每日饮红酒以 100 mL 为宜。除了含有酒精外，红葡萄酒还含有白藜芦醇。研究表明：白藜芦醇具有降低血胆固醇、三酰甘油、低密度脂蛋白，升高高密度脂蛋白作用。

有观察显示：食用红葡萄酒泡洋葱（饮酒 +吃洋葱），每日 40 mL（分 2 次饮用）3 个月后，血脂水平显著下降。

（3）啤酒：啤酒中除了含有酒精外，还含有糖、氨基酸和短肽、核酸、矿物质（钠、镁、钙、锌等）、B 族维生素（维生素 $B_2$ 和烟酸）等。啤酒热能较高，每升啤酒可提供 1680 kJ（400 kcal）左右的热能，相当于 45 g 烹调油或 200 g 面包产生的热能，被人们称为"液体面包"。过多饮用啤酒，热能摄入过多，引起血脂升高的概率就会增加。

中国营养学会推荐：每日啤酒摄入量为 370 mL 为宜。

总之：适量饮酒（每日酒精量：男性 <50 g，女性 <25 g）对身体是有益的，可以升高高密度脂蛋白（好胆固醇），对血三酰甘油、胆固醇和低密度脂蛋白（坏胆固醇）影响不大。酒的品种选择是：红葡萄酒优于啤酒，啤酒优于白酒。

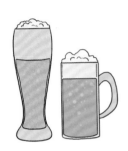

# 十、肥胖合并高脂血症者的饮食安排

### 1. 饮食原则

降低血脂，限制热量摄入，减少主食摄入（增加低 GI 食物），控制油脂的摄入，保证恒定的蛋白质、丰富的膳食纤维、维生素及矿物质。

### 2. 具体案例说明

某男性，56 岁，身高 170 cm，体重 85 kg，BMI 29.4 kg/m$^2$，腰围 100 cm，血 TC 6.3 mmol/L，

TG 2.5 mmol/L 。

（1）该病人的饮食方案：热量 1400 kcal/d，蛋白质 65 g，脂肪 45 g，糖类 183 g。

（2）每日具体食物摄入：

谷薯类：150g，其中粗杂粮 50 g，薯类 200 g，米面 50 g。

蔬菜类：500～750 g，其中绿叶菜占 1/2。

水果：100～150 g。

畜禽肉：25 g；水产：50 g；蛋类：25 g。

大豆类：25 g。

低脂牛奶：200 mL。

烹调油：20～25 g。

（3）具体食谱举例：

早餐：燕麦片粥 25 g、紫薯 100 g、咸鸭蛋 1/2 个（约 35 g）、低脂奶 220 mL、拌黄瓜 200 g。

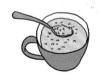

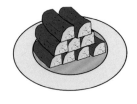

加餐（9：30）：山楂荷叶茶。

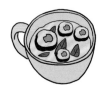

中餐（食盐 2~3 g、烹调油 10~15 g）：大米荞麦饭（大米：荞麦 =1:1）50 g、包菜炒肉丝（包菜 150 g、瘦猪肉 25 g、青椒 30 g）、蒜蓉热拌菠菜（菠菜 200 g）、番茄豆腐汤（番茄 100 g、豆腐 75 g）。

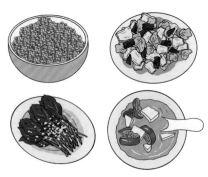

加餐（15：30）：黄瓜。

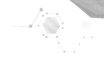

晚餐（食盐 2～3 g、烹调油 10～15 g）：煮玉米棒 1 根（200 g）、清蒸鱼 50 g、芹菜炒白豆腐干（芹菜 150 g、胡萝卜 50 g、白豆腐干 30 g）、平菇炒青菜（平菇 100 g、青菜 100 g）、冬瓜紫菜汤。

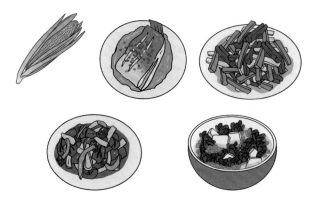

# 十一、冠心病合并高脂血症者的饮食安排

### 1.饮食原则

降脂抗氧化，延缓动脉粥样硬化。

### 2.具体案例说明

某男性，56 岁，身高 170 cm，体重 63 kg，BMI 21.8 kg/m²，血 TC 5.3 mmol/L，TG 1.13 mmol/L，冠脉造影示前降支狭窄 50%。

（1）该病人的饮食方案：热量 7535 kJ/d（1800 kcal/d），蛋白质 85 g，脂肪 45 g，糖类 260 g。

（2）每日具体食物摄入：

谷薯类：250 g，其中粗杂粮 150 g，薯类 200 g，米面 50～75 g。

蔬菜类：500～750 g。

水果：150 g。

畜禽肉：50 g、鱼虾 160 g、鸡蛋 1 个（60 g）。

低脂牛奶：220 mL。

豆腐：150～200 g。

烹调油：25～30 g。

（3）具体食谱举例：

早餐：燕麦片 50 g、紫薯 100 g、卤鸡蛋 1 个（约 60 g）、低脂奶 220 mL、麻油洋葱拌黑木耳（洋葱 50 g、干黑木耳 2 g、生抽 5 mL、麻油 5 mL）。

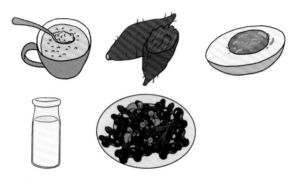

加餐（9：30）：螺旋藻茶或番茄、黄瓜。

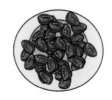

中餐（食盐 2～3 g、烹调油 10～15 g）：大米糙米饭［大米：糙米 =（1～2）:1］100 g、焖红曲鸭（鸭肉 50 g、胡萝卜 50 g、青椒 50 g）、热拌秋葵（秋葵 100 g、葱蒜少许、生抽 5 mL）、

香菇炒青菜（鲜香菇 100 g、青菜 100 g）、番茄豆腐汤（番茄 100 g、豆腐 75 g）。

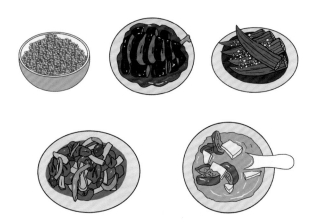

加餐（15 ∶ 30）：蔬菜水果盘（紫包菜 50 g、圣女果 50 g、黄瓜 50 g、橙子 100 g）。

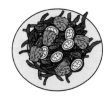

晚餐（食盐 2～3 g，烹调油 10～15 g）：黑米荞麦饭（黑米 ∶ 荞麦 =2∶1，50 g∶25 g）、清蒸三文鱼（三文鱼 160 g、红椒 25 g、葱姜盐少许）、

烩海带冬瓜（浸泡海带 50 g、冬瓜 100 g）、
蒜蓉拌菠菜（菠菜 100 g、蒜蓉 15 g、生抽
5 mL）、青菜豆腐汤（青菜 100 g、豆腐 75 g）。

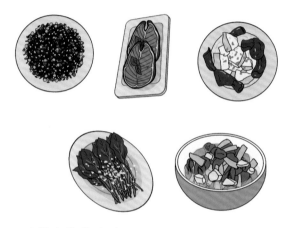

其中的燕麦片、红曲具有降低血脂作用；秋
葵中的黏性可溶性膳食纤维有助于减少油脂的吸
收，有助于降低血脂；洋葱、黑木耳有助于降低
血液黏稠度，长期食用有助于防治动脉粥样硬化
及血栓形成；番茄、黑米中番茄红素、花青素具
有抗氧化作用，长期食用有助于延缓或预防动脉
粥样硬化。

本食谱中多采用凉拌、热拌、蒸焖的少油、

少盐的烹饪方法；调味品采用生姜、大蒜、红曲等亦有助于降低血脂。

# 十二、糖尿病合并高脂血症者的饮食安排

### 1. 饮食原则

限制总热量，固定主食，足够的蛋白质，减少油脂，丰富的膳食纤维、维生素及矿物质。

### 2. 具体案例说明

某男性，52 岁，身高 173 cm，体重 72 kg，BMI 24.1 kg/m$^2$，办公室工作。体检发现：空腹血糖 7.6 mmol/L，餐后 2 小时血糖 11.6 mmol/L，血压 130/80 mmHg，血 TC 5.8 mmol/L，TG 2.5 mmol/L。

（1）该病人的饮食方案：热量 7116 kJ/d（1700 kcal/d），蛋白质 85 g，脂肪 55 g，糖类 216 g。

（2）每日具体食物摄入：

谷薯类：250 g，其中粗杂粮 100 g，薯类 200 g，米面 100 g。

蔬菜：500～750 g。

水果：150 g。

畜禽肉：50 g。

鱼虾：160 g。

鸡蛋：1个（约60 g）。

低脂牛奶：220 mL。

豆腐：150～200 g。

烹调油：25～30 g。

（3）具体食谱举例：

早餐：荞麦馒头1个（荞麦面25 g、面粉25 g）、牛奶红豆羹300 mL（牛奶220 mL、红豆30 g）、卤鸡蛋1个（约60 g）、拌西蓝花100 g（生抽3 mL、麻油3 mL、大蒜子2～3瓣）。

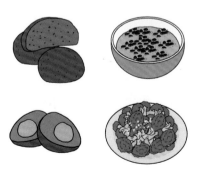

加餐（9：30）：茶水或黄瓜、二米饭150 g（荞

麦 25 g、大米 50 g）。

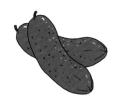

中餐（食盐 2~3 g、烹调油 10~15 g）：苦瓜青椒炒肉（苦瓜 100 g、青椒 100 g、肉丝 25 g、胡萝卜少许）、炒青菜 150 g、鲫鱼豆腐汤（鲫鱼 100 g、豆腐 100 g、木耳 1 g）。

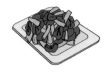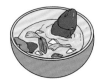

加餐（15：30）：苹果约 100 g 或番茄 100 g。

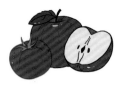

晚餐（食盐 2~3 g、烹调油 10~15g）：大米饭 75 g（大米 50 g）、蒸芋头约 220 g、芹菜豆

干炒肉丝（芹菜 100 g、豆干 50 g、肉丝 25 g）、
蒜香空心菜 150 g、鲫鱼豆腐汤（鲫鱼 100 g、豆
腐 100 g、平菇 50 g）。

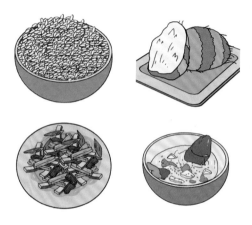

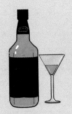

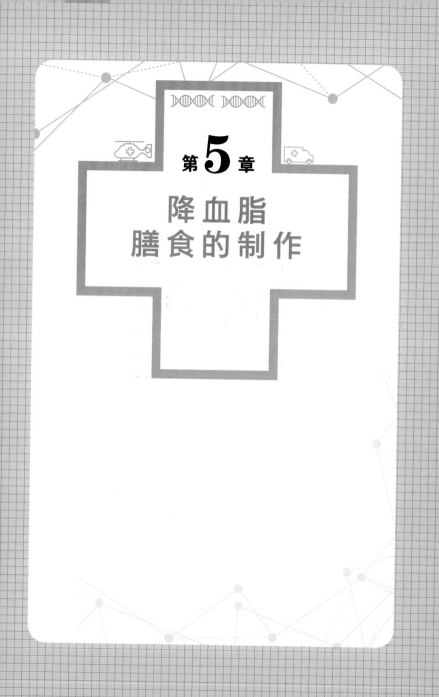

第 5 章

降血脂
膳食的制作

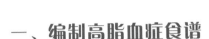

# 一、编制高脂血症食谱

## 1.称体重，确定体型

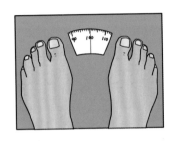

目前使用的方法大概有以下几种：

（1）体质指数（BMI）法：

BMI= 体重（kg）/ 身高$^2$（m$^2$）

中国肥胖工作组的建议：BMI ≥ 28 为肥胖，BMI ≥ 24 为超重，18.5～23.9 为正常，BMI ≤ 18.5 为体重过低。

（2）标准体重计算法：

标准体重（kg）= 身高（cm）－ 105

体重判断：[实际体重（kg）－ 标准体重（kg）]/

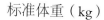

标准体重（kg）

比值＞10%为超重，20%～30%轻度肥胖，30%～50%为中等肥胖，50%以上为重度肥胖。

2. 判断日常活动强度（表5-1）

表5-1 不同体力劳动强度的热量需要量

| 劳动强度 | 举例 | 所需热量 kJ/(kg·d) [kcal/(kg·d)] | | |
| --- | --- | --- | --- | --- |
| | | 消瘦 | 正常 | 超重 |
| 卧床 | | 84～105（20～25） | 63～84（15～20） | 63（15） |
| 轻 | 办公室职员、教师、售货员、钟表修理工 | 147（35） | 126（30） | 84～105（20～25） |
| 中 | 学生、司机、电工、外科医师 | 167（40） | 147（35） | 126（30） |
| 重 | 农民、建筑工、搬运工、伐木工、舞蹈演员 | 188～209（45～50） | 167（40） | 147（35） |

3. 计算每日所需总能量

应用标准体重供给能量值，根据就餐者的体重、体型和体力活动水平计算总能量需要量。

总能量供给＝能量需要( kcal )/kg×标准体重。

### 4. 确定营养素供给量

按照高脂血症的营养治疗原则，按照总能量的 15%~20%，20%~25% 和 55%~60%，来分配膳食中的蛋白质、脂肪和糖类分别应该提供的能量。

### 5. 计算每日供给量

根据功能比，计算出每日的蛋白质、脂肪和糖类的供给量。

蛋白质供给量 = 供给能量 ×（15%~20%）/4

脂肪供给量 = 供给能量 ×（20%~25%）/9

糖类供给量 = 供给能量 ×（55%~60%）/4

### 6. 选择适宜的食物，均匀分配

主食可选择谷类、薯类和粗杂粮，如可选用含有较多膳食纤维的食物如荞麦、燕麦、莜麦、糙米、玉米等，每日的摄入量为 150~250 g。

动物性食品可选择富含多不饱和脂肪酸的深海鱼类。《中国胆固醇教育计划血脂异常防治建议（2014）》提出的：每日摄入荤菜禽肉类及水产类 40~75 g/d，蛋类 40~50 g，奶类 250 mL/d，大豆 30 g/d。

蔬菜可选择富含膳食纤维的芹菜、韭菜、油菜等，每日摄入量为 500 g 左右。

食用油宜选用植物油，如豆油、花生油、橄榄油等，每日摄入量不超过 30 g。

可适量饮茶，尤其是绿茶，有改善血脂的作用。

### 7. 烹调方法

烹调方法忌用油煎、炸，可选用烩、炖、蒸、煮、氽等少油方式。

## 二、养成良好的饮食习惯

除了按照合理能量就餐外，养成良好的饮食习惯，对高脂血症病人病情的改善，尤其是降低三酰甘油，大有益处。

### 1. 三餐定时定量

每日的三餐都要按时进食，尤其是早餐。很多人早餐不吃，午餐和晚餐吃得很多，临睡前还要吃一些宵夜，这些不良饮食习惯都会导致过多能量的蓄积，导致血脂水平的升高。

### 2. 减少外出就餐的频率

亲朋好友的邀约、逢年过节的聚会、时不时出去改善生活，餐桌上一道道美食——鸡鸭鱼肉、海鲜美酒、餐后甜点等，让人胃口大开，享受美味的食物，还能带来愉悦的心情。但是，为自身的健康，保证机体的三酰甘油水平不至于过高，高脂血症病人最好还是减少外出的机会，管好自己的嘴巴。

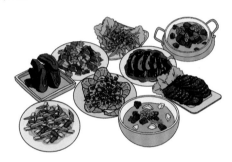

如果一定要在外面吃饭，也要注意菜式的选择。中餐较油腻，尽可能选择蔬菜丰富、油脂少的食物。西餐可适当多选鱼类，少选肉类、奶油类和烟熏食品。日料以鱼类、蔬菜为主，可适当减少主食的摄入。

### 3. 少吃甜点和零食

零食已经成为人们饮食中不可缺少的一部分，蛋糕、冰激凌、糖果、巧克力等，种类五花八门。这些零食中糖分的含量较高，偶尔可以作为能量的辅助来源，缓解身体暂时性的能量不足，但是常吃这些含糖量高的零食，不仅会导致体内三酰甘油的升高，还会影响人的食欲，导致其他必需营养物质的吸收减少，以及增加肥胖的发生率等，多种不利的方面也会随之出现。不但不利于病情的控制，反而增加其他疾病发生的危险性。

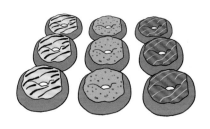

4. 当心"隐性"脂肪

有些商家为了推广某些食物，往往打出低脂的幌子，但这些食物里面脂肪含量也是相当高的。如果想控制高脂血，应该在日常生活中尽量避免这些"隐性"脂肪。

（1）沙拉酱：沙拉酱不甜腻，好吃，越来越受到大众的喜爱。但是，沙拉酱主要的原料是色拉油和蛋黄，其中70%都是脂肪。因此，要想更健康地吃沙拉酱，减少脂肪摄入，还是要控制进食沙拉酱的总量。

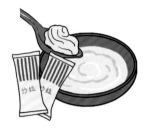

（2）面包和糕点：面包和糕点是很多人喜欢的零食，但其中有很多"隐性"脂肪存在：西式面包和蛋糕中含有反式脂肪酸；中式糕点是由食用油、面、大量糖和猪油制作而成。因此，对于喜欢吃面包和糕点的人而言，可选择全麦面包或无糖糕点。

（3）各种馅心食品：市面上售出的冷冻包子、饺子等带馅食品，其馅料大多用了猪油，一些月饼和汤圆馅里油的含量也不少。如果想吃有馅心的食品，最好在家里做一些低油的馅料食品吃。

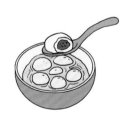

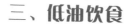

# 三、低油饮食

油，一直是我国居民饮食的重要组成部分。俗话说，"油多不坏菜"。不过，吃油太多，可能导致肥胖、高脂血症等一系列健康问题，采取低油饮食，是健康的基础。现在对饮食健康观念的注重，多数家庭也都更加注意控制炒菜的用油量，介绍一些炒菜控油的妙招。

（1）炒菜之后控油：把菜锅斜放2~3分钟，让菜里的油流出来，然后再装盘。青椒、豆角、荸荠、莴笋之类的蔬菜吸油较少，非常适合这种方法。

（2）过油改为焯水：制作肉片的时候，可以用水焯法，用沸水的温度把材料快速烫熟。因为肉类本身富含脂肪，只要加热迅速，就能做出口感柔嫩的肉片。焯水后食材表面有一层水，隔绝了油的渗入，口感会清爽很多。

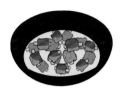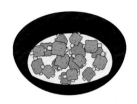

（3）凉拌菜后放油：凉拌菜最后放一勺香油或橄榄油，然后马上食用。这样油的香气可以有效散发出来，食物还没有来得及吸收油脂，这样吃凉拌菜摄入的油脂自然也就少了。

（4）肉煮七成再炒：把肉煮到七成熟再切片炒，这样就不必为炒肉单独放一次油。炒菜时等到其他原料半熟时，再把肉片扔下去，不用额外加入食用油，一样很香，不影响味道。同时，肉里面的油在煮的时候又出来一部分，肉里面的脂肪总量也减少了。

（5）煲汤后去油脂：煲汤之后去掉上面的油脂。鸡、排骨、牛腩、骨头等炖煮后都会出油，做好后把上面的油脂撇出来。这样就能在喝汤时减少不少油脂的摄入。

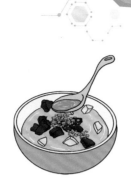

（6）炒烧菜改蒸、卤、煮、烩：炒菜要少放油而好吃，实在是有点难度，直接换烹调方法要简单许多。比如把炒鸡蛋改成蒸蛋羹，只需几滴香油；把红烧鱼换成清蒸鱼，口感更为细腻。

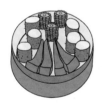 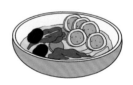

（7）少油适量调味料：调味的时候，不能仅仅依靠油来得到香味，可以用一些浓味的调料，比如制作蘸汁的时候放些葱、姜、蒜、辣椒碎和芥末油，蒸炖肉类时放点香菇、蘑菇增鲜，烤箱烤鱼时放点孜然、小茴香、花椒粉，即便少放一半油，味道也会很香。

调味品

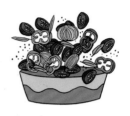

# 四、制作低胆固醇饮食

胆固醇异常是高血脂的一项指标，而人群胆固醇水平普遍升高是造成中国人冠心病发病和死亡迅速增加的主要原因，因此要重视高胆固醇的防治。

为了降低胆固醇，日常饮食中应该注意两个方面，选择合适的食物及使用合理的烹调方式。

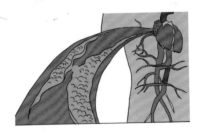

## 1.食物的选择

（1）限制摄入胆固醇含量高的食物，尤其是心、肝等动物内脏。蛋类每星期以不超过三四个为原则，尤其尽量少吃蛋黄。肉类方面，应该禁吃肥肉、猪皮、蹄膀、香肠，及各种有油的牛羊猪肉等。海鲜方面则应避免虾、蟹、蚌、牡蛎。各种动物油脂、椰子油等应禁食。禁止食用纯糖类食品或饮料。此外，各种精致甜点如蛋糕、巧克力、全脂牛奶、巧克力奶、奶油及各种乳酪要尽量少吃。

（2）烹调用油应采用植物油，每日控制在20 g以内，禁止食用动物油脂。

（3）选择不含胆固醇的食物，包括硬壳果类，如杏仁、核桃；五谷类、蛋白、水果类。此外，还有蔬菜类、豆类与豆浆、豆腐等豆制品。多吃脱脂奶及豆浆。

（4）选择可以降低胆固醇的食物：尤其多吃水果，水果含果胶，能降低胆固醇。燕麦中的水溶性膳食纤维能阻止肠道吸收过多的胆固醇，从而降低胆固醇。豆类食物如黄豆中所含的大豆异黄酮和纤维素能降低胆固醇。坚果如花生中含有多不饱和脂肪酸，可以降低胆固醇，每周2次，每次8 g为宜。

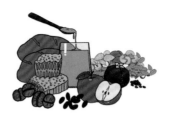

## 2. 烹调方式

在烹调时，应尽量设法保存食物中原有的营养素，避免其被破坏。烹调方式以煮、蒸、拌、炖、熬的方式为主。

（1）煮：一般用于体积较小且容易熟的食材，将食物放入锅里，用大火煮开后转为小火，食物的营养物质和有效成分能够很好地保留在汤汁中，味道清淡鲜美。

（2）蒸：将食物包好材料后隔水蒸熟，可以加些汤汁在食物中，蒸出的东西原汁原味，是食疗保健里最常用的一种方法。

（3）拌：凉拌是生食或接近于生食的一种方式。一般将食物洗净切出形状，用开水烫过后调味。鲜嫩爽口，清香生脆。

（4）炖：锅里放入适量的清水，将食物洗净切块后与调料一起倒入锅中，大火烧开后转小火炖到食物熟烂，炖出的食物原汁原味，质地熟软。

（5）熬：在煮的基础上将食物烧成汤汁，比炖的时间还要长，适合老年人、身体衰弱的人食用。

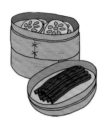

# 五、制作高纤维膳食

## 1.高纤维主食制作

可选择纤维含量高的糙米、玉米、高粱米、薏米等杂粮和大米一起制作五谷杂粮饭。也可选择高纤维的红薯，采用蒸、烤、煮等烹调方式制作蒸红薯、烤红薯或红薯稀饭。红薯还可以制成饮品——红薯牛奶，红薯去皮之后用电饭煲蒸熟，加入牛奶、果糖打成浆，就是好喝的红薯牛奶，记得要连红薯渣一起吃，才能保证膳食纤维的摄入。

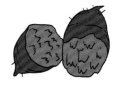

### 2. 高纤维蔬菜制作

高纤维蔬菜包括芹菜、香菇、金针菇、海带、竹笋、空心菜、甘蓝菜、胡萝卜、海藻类等。如竹笋、金针菇、黑木耳等可以制成凉拌菜，将竹笋（黑木耳、金针菇）切成小块状或切成段，用热水煮过再捞起来，过冰水，放入冰箱中，要吃的时候沾自己喜欢的调味料如酱油等，就是好吃的凉拌竹笋（金针菇、黑木耳）了。也可以将高纤维的蔬菜与荤菜搭配制作，如竹笋可以和瘦肉，一起烹调制成竹笋烧肉，香菇可以和排骨一起炖汤制成香菇排骨汤，既丰富了食物的口感，也相互弥补了营养素的不足。

还需要提醒的是，有人喜欢吃蔬菜总是挑容易咀嚼的菜叶吃，那可就太失策啦！菜梗才是纤维质真正丰富的部位，下次别挑掉菜梗，一起吃光光吧！

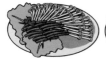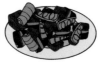

### 3. 高纤维水果餐制作

高纤维的水果包括苹果、梨、桃、橙、芭乐、橘子、奇异果、小番茄、葡萄柚、木瓜等。苹果、梨、桃、芭乐等可以选择整颗带皮吃，因为果皮含较多的膳食纤维，因此最好把果皮洗净，连皮带果肉一起吃。也可以将水果切成小丁状，加入无糖或是低糖的优酪乳，制成好吃的水果沙拉。家中有老人和孩子的，还可将苹果、桃、橙去皮去籽，放入果汁机中加入开水，打成果汁，记得要连果泥一起吃进去，才能吃到丰富的果胶喔。

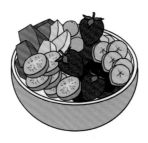

# 六、一招制胜，轻松 get 适宜的低脂菜谱

掌握了高脂血症菜谱的编制方法，以及低油、低胆固醇、高膳食纤维的烹调法，编者还准备了三套不同能量需要的低脂菜谱，读者们可根据自己的体型、能量摄入选择适宜的菜谱。

### 1. 菜谱一

提供总能量：7535 kJ（1800 kcal），蛋白质 75 g（16%），脂肪 48 g（24%），糖类 278 g（60%）。

| 餐次 | 食谱 |
| --- | --- |
| 早餐 | 杂粮馒头（玉米面 70 g），脱脂牛奶（200 mL），鸡蛋 1 个（50 g），凉拌黄瓜（100 g），亚麻籽油 4 g，盐 1 g |
| 中餐 | 米饭（粳米 150 g），清蒸鲈鱼（100 g），炒空心菜（100 g），萝卜烩木耳（萝卜 100 g，木耳 20 g），大豆油 10 g，盐 2 g |
| 晚餐 | 杂粮饭（粳米 50 g，小米 50 g），凉拌鸡丝（去皮鸡胸肉 100 g），炒生瓜片（100 g），西蓝花烩胡萝卜（西蓝花 100 g，胡萝卜 50 g），大豆油 10 g，盐 2 g |

### 2. 菜谱二

提供总能量：6584 kJ（1573 kcal），蛋白质

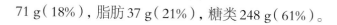

71 g（18%），脂肪 37 g（21%），糖类 248 g（61%）。

| 餐次 | 食谱 |
|------|------|
| 早餐 | 杂粮馒头（高粱面 70 g），脱脂牛奶（200 mL），鸡蛋 1 个（50 g），炒芹菜（100 g），菜籽油 4 g，盐 1 g |
| 中餐 | 米饭（粳米 100 g），白灼沙虾（100 g），炒冬瓜片（100 g），香菇炒青菜（青菜 100 g，香菇 50 g），菜籽油 10 g，盐 2 g |
| 晚餐 | 杂粮饭（粳米 50 g，黑米 50 g），卤鸭脯（去皮鸭胸脯肉 100 g），炒生菜（100 g），番茄烩豆腐（番茄 100 g，豆腐 50 g），菜籽油 10 g，盐 2 g |

### 3. 菜谱三

提供总能量：5391 kJ（1288 kcal），蛋白质 53 g（16%），脂肪 32.4 g（23%），糖类 196.4 g（61%）。

| 餐次 | 食谱 |
|------|------|
| 早餐 | 杂粮稀饭（稻米 20 g，小米 20 g，玉米粒 20 g），脱脂牛奶（200 mL），鸡蛋白 1 个（25 g），凉拌海带丝（100 g），橄榄油 4 g，盐 1 g |
| 中餐 | 米饭（粳米 75 g），清蒸鳊鱼（100 g），洋葱拌木耳（洋葱 80 g，木耳 20 g），蘑菇炒西蓝花（西蓝花 100 g，蘑菇 50 g），大豆油 10 g，盐 2 g |

续表

| 餐次 | 食谱 |
|------|------|
| 晚餐 | 杂粮饭（粳米 50 g，黑米 25 g），滑溜鸡片（去皮鸡胸肉 70 g），牡蛎烩萝卜丝（萝卜丝 100 g，牡蛎 30 g），蒜泥烩茄条（茄条 150 g），大豆油 10 g，盐 2 g |

# 七、学好食物交换份，食物花样不用愁

什么是食物交换份呢？它是将常用食物按营养成分的特点，分为四大组、八个类别。将每一类食物的习惯用量做为一份，称为一个交换份或一个交换单位，每一份的能量为 90 kcal。读者可计算出每一份交换份食物所能提供的营养成分（蛋白质、脂肪、糖类、能量），然后计算出同类的其他食物提供等量的营养成分所使用的量，用于制订食谱时交换使用。方法简单易行，有利于灵活制订食谱。（表 5-2～表 5-9）

表5-2　食物交换份

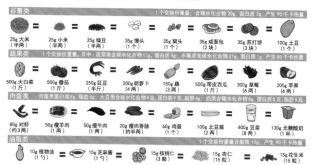

**谷薯类** 1个交换份重量，含碳水化合物20g，蛋白质2g，产生90千卡热量

25g大米（半两）＝25g小米（半两）＝25g绿豆（半两）＝35g馒头（1个）＝35g窝头（1个）＝35g咸面包（2块）＝35g苏打饼（3块）＝100g土豆（1个）

**蔬果类** 1个交换份重量，其中：蔬菜类含碳水化合物17g，蛋白质2g；水果类含碳水化合物20g，蛋白质1g，产生90千卡热量

500g大白菜（1斤）＝500g番茄（1斤）＝250g豇豆（半斤）＝200g胡萝卜（4两）＝150g藕（3两）＝500g带皮西瓜（1斤）＝300g草莓（6两）＝200g苹果（4两）

**肉蛋类** 肉蛋类蛋白质9g，脂肪6g；大豆类含碳水化合物4g，蛋白质9克，脂肪4g；奶类含碳水化合物6g，蛋白质5克，脂肪5克

80g对虾（约3两）＝50g瘦羊肉（1两）＝50g瘦牛肉（1两）＝20g瘦肉香肠（约半两）＝60g鸡蛋（1个）＝100g北豆腐（2两）＝400g豆浆（8两）＝130g无糖酸奶（1杯）

**油脂类** 1个交换份重量含脂肪10g，产生90千卡热量

10g植物油（1勺）＝15g芝麻酱（1勺）＝15g核桃仁（3颗）＝15g杏仁（15粒）＝15g花生米（15粒）

表5-3　等值谷薯类交换份

[ 每份提供蛋白质2 g，糖类20 g，能量377 kJ（90 kcal）]

| 食品名称 | 重量（g） | 食品名称 | 重量（g） |
|---|---|---|---|
| 大米、小米、糯米、薏米 | 25 | 绿豆、芸豆、红豆、干豌豆 | 25 |
| 高粱米、玉米碴 | 25 | 干粉条、干莲子 | 25 |
| 面粉、米粉、玉米面 | 25 | 烧饼、烙饼、馒头 | 35 |
| 混合面 | 25 | 咸面包、窝窝头 | 35 |
| 燕麦片、筱麦面 | 25 | 生面条、魔芋生面条 | 35 |
| 荞麦面、苦荞面 | 25 | 马铃薯 | 100 |
| 各种挂面、龙须面 | 25 | 湿粉皮 | 150 |
| 通心粉 | 25 | 鲜玉米（1中个，带棒心） | 200 |
| 油条、油饼、苏打饼干 | 5 | | |

表 5-4 等值蔬菜交换份

[每份提供蛋白质 5 g，糖类 17 g，能量 377 kJ（90 kcal）]

| 食品名称 | 重量（g） | 食品名称 | 重量（g） |
|---|---|---|---|
| 大白菜、圆白菜、菠菜、油菜 | 500 | 白萝卜、青椒、茭白、冬笋 | 400 |
| 韭菜、茴香、圆蒿 | 500 | 倭瓜、南瓜、花菜 | 350 |
| 芹菜、甘蓝、莴苣、油菜苔 | 500 | 鲜豇豆、扁豆、洋葱、蒜苗 | 250 |
| 西葫芦、西红柿、冬瓜、苦瓜 | 500 | 胡萝卜 | 200 |
| 黄瓜、茄子、丝瓜 | 500 | 山药、荸荠、藕、凉薯 | 150 |
| 芥蓝、塌棵菜 | 500 | 茨菇、百芋头合、 | 100 |
| 空心菜、苋菜、龙须菜 | 500 | 毛豆、鲜豌豆 | 70 |
| 绿豆芽、鲜蘑菇、海带 | 500 | | |

表 5-5 等值肉蛋类交换份

[每份提供蛋白质 9 g，脂肪 6 g，能量 377 kJ（90 kcal）]

| 食品名称 | 重量（g） | 食品名称 | 重量（g） |
|---|---|---|---|
| 熟火腿、香肠 | 20 | 鸡蛋粉 | 15 |
| 肥瘦猪肉 | 25 | 鸡蛋（1 大个带壳） | 60 |
| 熟叉烧肉、熟酱鸭、大肉肠 | 35 | 鸭蛋、松花蛋（1 大个带壳） | 60 |

**续表**

| 食品名称 | 重量（g） | 食品名称 | 重量（g） |
|---|---|---|---|
| 瘦猪、牛、羊肉 | 50 | 鹌鹑蛋（6个带壳） | 60 |
| 带骨排骨 | 50 | 鸡蛋清 | 150 |
| 鸭肉 | 50 | 带鱼 | 80 |
| 鹅肉 | 50 | 草鱼、鲤鱼、甲鱼、比目鱼、大黄鱼、鳝鱼、黑鲢、鲫鱼 | 80 |
| 兔肉 | 100 | 对虾、青虾、鱼贝 | 80 |
| 蟹肉、水浸鱿鱼 | 100 | 水浸海参 | 350 |

表5-6　等值大豆类交换份

[每份提供蛋白质9 g，脂肪4 g，糖类4 g，能量377 kJ（90 kcal）]

| 食品名称 | 重量（g） | 食品名称 | 重量（g） |
|---|---|---|---|
| 腐竹 | 20 | 北豆腐 | 100 |
| 大豆 | 25 | 南豆腐（嫩豆腐） | 150 |
| 大豆粉 | 25 | 豆浆 | 400 |
| 豆腐丝、豆腐干 | 50 | | |

表5-7　等值奶类交换份

[每份提供蛋白质5 g，脂肪5 g，糖类6 g，能量377 kJ（90 kcal）]

| 食品名称 | 重量（g） | 食品名称 | 重量（g） |
|---|---|---|---|
| 奶粉 | 20 | 牛奶 | 160 |
| 脱脂奶粉 | 25 | 羊奶 | 160 |
| 乳酪 | 25 | 无糖酸奶 | 130 |

表 5-8 等值水果类交换份

[每份提供蛋白质 1 g，糖类 21 g，能量 377 kJ（90 kcal）]

| 食品名称 | 重量（g） | 食品名称 | 重量（g） |
|---|---|---|---|
| 柿、香蕉、鲜荔枝 | 150 | 李子、杏 | 200 |
| 梨、桃、苹果 | 200 | 葡萄 | 200 |
| 橘子、橙子、柚子 | 200 | 草莓 | 300 |
| 猕猴桃 | 200 | 西瓜 | 500 |

表 5-9 等值油脂类交换份

[每份提供脂肪 10 g，能量 377 kJ（90 kcal）]

| 食品名称 | 重量（g） | 食品名称 | 重量（g） |
|---|---|---|---|
| 花生油、香油（1汤匙） | 10 | 猪油 | 10 |
| 玉米油、菜籽油（1汤匙） | 10 | 牛油 | 10 |
| 豆油（1汤匙） | 10 | 羊油 | 10 |
| 红花油（1汤匙） | 10 | 黄油 | 10 |

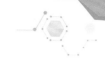

# 参考文献

［1］中国营养学会.中国居民膳食指南2016[M].北京：人民卫生出版社，2016.

［2］赵水平，陆国平，赵冬，等.中国成人血脂异常防治指南［J］.中国循环杂志，2016，31：937−953.

［3］葛可佑.中国营养科学全书［M］.北京：人民卫生出版社，2004.

［4］张璐，张靖，郭艺芳.2016欧洲血脂异常管理指南解读［J］.中国心血管杂志，2016，21：350−354.

［5］Schiele F，Farnier M，Krempf M，et al. A consensus statement on lipid management after acute coronary syndrome［J］.Eur Heart J Acute Cardiovasc Care，2016，Nov 17：1−12.

［6］孙长颢，凌文华，黄国伟，等.营养与食品卫生学［M］.7版.北京：人民卫生出版社，

2015.

［7］国家卫计委．中国居民营养与慢性病状况报告2015［M］．北京：人民卫生出版社，2015.

［8］Hajifathalian K. Metabolic mediators of the effects of body-mass index, overweight, and obesity on coronary heart disease and stroke: a pooled analysis of 97 prospective cohorts with 1·8 million participants.［J］. Lancet, 2014, 383（9921）: 970.

［9］王淑静，姚遥，王洁，等．高血糖、高血脂患者血清中锰、硒、铬含量的分析［J］．宁夏医科大学学报，2016，38（1）：68-69.

［10］杨月欣，何梅，周瑞华，等．食物的营养秘密[M]．北京：中国轻工业出版社，2008.

［11］中国成人血脂异常防治指南修订联合委员会．中国成人血脂异常防治指南（2016年修订版)[J].中国循环杂志,2016,31(10): 937-953.

［12］中华医学会心血管病学分会循证医学评论专家组．三酰甘油增高的血脂异常防治

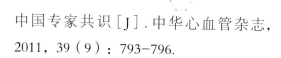

中国专家共识 [ J ] . 中华心血管杂志,
2011，39（9）：793-796.

**图书在版编目（ＣＩＰ）数据**

高脂血症营养与膳食指导 / 郑锦锋主编. -- 长沙 ： 湖南科学技术出版社，2020.9
（中国慢病营养与膳食指导丛书）
ISBN 978-7-5710-0118-6

Ⅰ. ①高… Ⅱ. ①郑… Ⅲ. ①高血脂病－食物疗法Ⅳ. ①R247.1

中国版本图书馆 CIP 数据核字(2019)第 039818 号

中国慢病营养与膳食指导丛书

GAOZHIXUEZHENG YINGYANG YU SHANSHI ZHIDAO

**高脂血症营养与膳食指导**

总 主 编：陈 伟

总 主 审：杨月欣 孔灵芝 李兆萍

主 编：郑锦锋

策划编辑：邹海心

文字编辑：唐艳辉

出版发行：湖南科学技术出版社

社 址：长沙市湘雅路 276 号
http://www.hnstp.com

印 刷：湖南省誉成广告印务有限公司
（印装质量问题请直接与本厂联系）

厂 址：长沙市环保路188号国际企业中心

邮 编：410116

版 次：2020 年 9 月第 1 版

印 次：2020 年 9 月第 1 次印刷

开 本：787mm×1092mm 1/32

印 张：7

字 数：120 千字

书 号：ISBN 978-7-5710-0118-6

定 价：38.00 元